老年生命教育系列

自然生命 健康养生

——老年生存教育读本

朱明德 / 编著

復旦大學出版社

编委会

总　序

王伯军

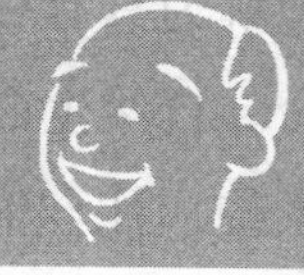

如何看待生命？关键是要从三维视角，即生命的长度、宽度和高度思考生命，加强生命教育，以提升生命质量和生命尊严。

一、三重生命

哲学家李德顺提出，人有三重生命，即肉体生命、社会生命和精神生命。作为大自然的一种生灵，人从生到死，饮食生息，和动物也差不太多，这种有形的生命便是人的肉体生命。社会生命是指人的社会存在；每个人在家庭和社会中都扮演着各种角色，承担着各种权利和责任；每担当一个角色，就有一重社会生命。人的精神生命，就是人的思想和精神的存在。李德顺强调，用养生之术和体育锻炼来加强自己的人，是在珍惜和强化自己的肉体生命；追求成就和奋斗，用业绩塑造自己形象的人，是在珍惜和强化自己的社会生命；献身于真善美的思想和品德的人，是在珍惜和强化自己的精神生命。

教育家朱永新指出，肉身的诞生，是生命的自然事实；交往关系的存在，是生命的社会事实；自我意识的觉醒，是生命的精神事实。这三个事实，构成了理解生命的三个基本向度，即把生命理解为具有三重意义上的生命：自然生命、社会生命和精神生命。自然生命是指个体的物质存在，如身体、组织、器官等身心系统。社会生命是指个体与人、自然、社会形成的交互关系。精神生命是指个体的情感、观点、思想、信仰等价值体系。人的三重生命之间互相联系、互相制约、辩证统一。自然生命是社会生命、精神生命得以存在的前提；离开自然生命，社会生命、精神生命就不可能存在；自然生命的长度，有效地保障并促进着社会生命、精神生命的继续发展。社会生命也制约着自然生命的丰富和精神生命的提升；每一个自然生命都会被时空所局限，此时社会生命的宽度，影响着人们对自然生命的认知和把握，并从很大程度上决定了精神生命的境界。精神生命则能最大限度地突破自然生命、社会生命的局限，绽放人这一特殊生命体的存在价值；精神生命的高度，是对自然生命、社会生命的最终升华与定格。朱永新强调，要拓展生命的长、宽、高，即自然生命的长度、社会生命的宽度和精神生命的高度；只有集自然生命之长、社会生命之宽、精神生命之高，才能够形成一个立体的人；这样的生命体，也才是一个完整的人。

作家麦家说过，平庸的人有一条命：性命；优秀的人有两条命：性命和生命；卓越的人有三条命：性命、生命和使命。

文学家刘再复强调，如果只有知识和技能，那么人还是平面的，只有长度和宽度；人类知识愈来愈多，宽度和长度增长了，但是缺少一个东西，即缺少第三维度，这第三维度就是人文维度；只有具备了第三维度，人才有深度，生命才是立体的。生命质量就是要求人具有内在深度，具有完整的立体的生命。

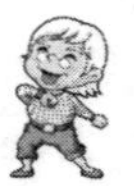

我的观点是，生命有三重（三维），即自然生命（肉体生命）、社会生命（伦理生命）和精神生命（人文生命）。大体来说，自然科学的研究对应于自然生命（肉体生命），社会科学的研究对应于社会生命（伦理生命），人文学科的研究对应于精神生命（人文生命）。所以，无论是自然科学，还是社会科学，或是人文学科，其研究如果脱离了生命，那是没有生命力的。就老年生命教育而言，对应于自然生命（肉体生命），重点是以健康为核心的老年生存教育，以延伸生命的长度；对应于社会生命（伦理生命），重点是以幸福为核心的老年生活教育，以拓展生命的宽度；对应于精神生命（人文生命），重点是以超越为核心的老年生死教育，以提升生命的高度。

二、自然生命

从自然生命（肉体生命）的视角看，如何延伸生命的长度，关键是要加强生存教育，实现健康养生的目标。

关于老年人的健康养生，全国老龄办、国家卫计委曾在2013年共同编印并发布《中国老年人健康指南》，共有36条。一是健康生活习惯。如每天睡眠不少于6小时；主动饮水；坚持每天晒太阳；养成定时排便习惯；预防跌倒等。二是合理膳食规律。如膳食以谷类为主，粗细搭配；餐餐有蔬菜，天天有水果；适量摄入肉、禽、鱼、虾及蛋类；经常食用奶类、豆制品和少量坚果；控制油、盐摄入；合理补充微量营养素等。三是适量体育运动。如选择安全有效的运动项目；掌握合适的运动次数、时间和强度;重视脑力活动等。四是良好心理状态。如学会发泄情绪;积极融入社区等。五是疾病自我控制。如随身携带医保卡、自制急救卡和急救盒;学会自我监测脉搏、体温、血压等;生病就诊,谨遵医嘱等。六是加强健康管理。如每年至少做一次体检。

著名中医专家赵建成则指出,健康不等于长寿。健康只能说明身体状况好,而长寿则是说明身体的持久性和延续性,这是两个完全不同的概念。有位老人是北京十大健康老人之一,身体确实很棒,电视里也经常报道他的健身经验。但是,有一天突然查出他体内有两处癌变,肺上是小细胞癌,食管是低分化癌,两种癌都是恶性程度很高的,结果病情发展很快,不久就去世了。可见,健康的人生存质量较好,而长寿的人生命力较旺盛。赵建成强调,简单平静的生活和轻松愉悦的心情最要紧。如果一个人整天焦虑烦躁、担惊受怕、惶惶不可终日,就不会有好的生活质量。人长期在忧愁苦闷的心境下生活,就会衰老得很快,免疫功能也会随之下降,促使其更早地走向死亡。所以,人们特别是中老年人,一定要自寻其乐,常与人交流,不把烦恼的事情放在心上。只有“没心没肺”,才会活得不累。虚云大师活了120岁,是因为他遁入了空门,除却了烦恼事。张学良被蒋介石软禁起来,反倒悠闲自得,衣食无忧,得以延寿百年以上。如果他像蒋介石一样操心劳累,就不可能那样长寿。

程步编著的《百岁传奇——100位百岁寿星的长寿秘诀》强调,从100位百岁寿星的实践来看,其长寿秘诀概括起来有9条:

(1) 吃自己喜爱的东西,定时定量,有节制有规律。

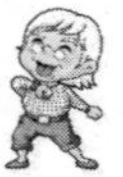

（2）做个勤劳的人，不停地劳动，既有利于社会和他人，也有利于自己。

（3）不要幻想不得病，一旦得了病，要信心十足地与它斗争，我们能赢。

（4）不能私心太重，生活中斤斤计较是跟自己过不去，没病找病。

（5）受得住委屈，看淡荣辱。人活着难免会遇到飞来横祸，就当它是天灾吧。

（6）爱我们的亲人，但是得想办法从亲人离去的悲伤中解脱出来。

（7）学会对抗孤独，人本来就是孤独的，找点方法充实自己。

（8）按照自己的喜好理直气壮地活，走自己的路，让别人说去吧。

（9）我们能行，不论是内因的基因还是外因的环境，我们都能活到100岁。

三、社会生命

从社会生命的视角看，如何拓展生命的宽度，关键是要加强生活教育，实现幸福养心的目标。

中国老年学学会老年心理专业委员会秘书长杨萍对我国老人不幸福的原因进行过深刻的分析。一是家庭关系：空巢无助最难熬。有人用“出门一把锁，进门一盏灯”来形容空巢老人的孤独和寂寞。有一项针对老年人的调查，半数以上老人认为，与(孙)子女相聚，是他们生活中最高兴的事情，子女经常回来探望成了他们最大的期待。但难以如愿的是，孩子们或在外地工作学习，或过于忙碌，无暇顾及，老人空巢的现象越来越严重。二是自身因素：衰老得病没自我。从老人自身的角度看，疾病缠身、不爱出门、没有自我这三大因素在很多程度上影响着他们的幸福感。三是社会氛围：尊重支持都不够。不得不承认，我们的社会习惯向“下”看，更关注儿童，而不习惯向“上”看，对老年人的尊重和支持均不够，整个社会没有形成敬老爱老的氛围，这也会让为社会奉献一辈子的老人很受伤。四是社区服务：便利设施被忽视。进入老年后，社区成了老人最重要的生活场所。部分社区会积极组织各类丰富的活动，吸引老人参加。不过，很多我们不曾注意到的细节，也可能影响老人的幸福度。比如社区信息栏里，宣传信息太小或有玻璃覆盖导致反光，看起来太费劲；有的社区用网络、微信发布信息，组织活动，这对很多老人来说有一定的难度。虽然这些技术让沟通越来越方便，但社区更应该从老人的实际出发，想出一些让他们更容易接受的办法。

中国科学院心理研究所老年心理研究中心主任李娟则认为，老人若有更多积极的情绪，不但能提升幸福感，更有助于健康长寿。为此，李娟开出了一剂快乐妙方，送给所有的老人。

(1) 想生气时数到 10。

(2) 积极参加志愿活动。

(3) 多到外面走动。

(4) 不滥用药物和饮酒。

（5）学会和他人分享。

（6）学会倾听和理解。

（7）拒绝不好的人和事。

（8）适当糊涂点。

北京电力医院健康管理部副主任医师董静特别强调，子女要多关心老人。俗话说的“老小孩”现象，即老年人会像小孩子一样生气、耍赖、闹脾气，是有原因的：第一，人老了，性格、脾气和习惯都会发生变化。与年轻人相反，老年人的神经质水平会随年龄增长而升高，责任心会越来越弱。由于衰老和认知能力下降，老年人感觉自己不像从前那样凡事尽在掌握中，从而出现焦虑感和不安全感，变得挑剔、内向、不容易相处。第二，老年人若得不到子女的关爱，往往会情绪不稳定，这就像婴儿没吃到奶会大哭一样。第三，有些老人闹脾气可能是疾病在作祟。董静指出，面对正在闹脾气的老人，子女要抱着关爱和包容的态度，分析问题，有的放矢，不要急着辩解或生气，要先考虑自己是否做得足够好，父母是否有疾苦难言。给父母足够的安全感，他们就会更平和。网上流传的一段话让人十分感动：“小时候，父母教你用勺子和筷子。当他们老了吃饭弄脏衣服时，请不要怪罪；如果有一天，他们站不稳、走不动了，请你抓住他们的手，就像当年他们牵着你蹒跚学步一样……”人老了难免会失误、“闯祸”，此时就需要子女反过来关爱、包容父母。比如，老人会不小心把饭做糊了，或是为了补扣子把衣服剪坏了。遇到这种情况，子女不要一味地指责，不妨开个小玩笑：“妈，您真是老了，要是我小时候这样，你非骂我不可。”一笑之间，老人的尴尬也消散了。

四、精神生命

从精神生命的视角看，如何提升生命的高度，关键是要加强生死教育，实现超越当下的目标。

卢丹丹介绍，美国幼儿园和中小学，有专门的“死亡教育”课。老师根据生活中的事例，如幼儿园饲养的小动物死亡、班里一个同学生病去世等，来帮助孩子们正确认识死亡：老师会让孩子坐在自己的周围，简单明了地告诉孩子坏消息，毫不含糊地解释：死亡，就是永远不会回来，不管我们多么伤痛，也改变不了这件事。老师会带孩子通过各种方式来纪念，有时还会安排一个特殊的时间，把大家聚在一起，回忆曾经的点滴，让孩子在此过程中学会忘却与珍藏。此外，学校还会邀请专业殡葬人员或重症监护室的护士给孩子上一堂别具一格的“死亡课”。“特邀专家”们会和孩子讨论人死时的真实情景，并让孩子们模拟亲人遭遇车祸等死亡的各种情况，让他们体验突然成为孤儿的凄凉、教他们应对悲痛情感：诚实地接受“坏消息”，释放自己的情绪，提高抗挫折能力，树立健康的人生态度。在此过程中，孩子会产生对待死亡的真实情感。

北京松堂临终关怀医院院长李松堂认为，死亡每天发生，但我们对它的探讨远远不够。或许，迎接生命的诞生、享受青春的美好和拒绝死亡的冷漠都是人类本能。但如果我们不能坦然面对生老病死的规律，没有正视和讨论死亡的勇气和智慧，那么对生命的参悟可能也难言完整。除了社会上对死亡话题的回避，我们的教育体系对此也鲜有专门关注。从幼儿园到博士后，我们的教学大纲中没有一堂有关完整生命的教育课。对死亡有所准备的人，在临终时可能会少些遗憾、恐惧和痛苦。而让临终者在死前有尊严、有质量的生活，也是整个社会的责任。因此，正确对待死亡是每一个人都应具备的生命文化。加强有关死亡的教育，促进有关死亡的深入探讨，更是能够代表一个社会的进步。在这方面，我国各个层面还需做出更多努力。

白剑峰指出，随着现代医学的进步，人类拥有了延长生命的强大技术手段。人的一生，很大一部分医疗费都花在了终末期抢救上。然而，包括呼吸机在内的生命支持系统，对于急性病抢救的作用很大，但对于慢性病救治的作用却甚微。尤其是对于晚期癌症患者，临床医生一般只建议进行姑息治疗，而不主张全力抢救。事实上，一个没有自主呼吸的患者，完全可以靠各种插管“活着”，但除了耗费金钱之外，这样的“活着”几乎没有任何价值，患者痛苦，家人受累。如果放弃临终抢救，既可以让饱受病痛折磨的患者得到解脱，也可以让家庭避免人财两空的悲剧。白剑峰介绍，近几年，一些医学界人士大力倡导通过立法推行“生前预嘱”。鼓励人们在健康和清醒的情况下，自愿选择离世的方式。即当生命走到尽头的时候，是要求通过切开气管、心肺复苏等措施来延缓死亡，还是要求平静自然地正常死亡。“生前预嘱”并不是“安乐死”，而是允许患者按照自己的意愿不选择生命支持系统。医生根据患者的意愿，可以不使用或停止使用生命支持系统。对因停止使用生命支持系统导致的死亡，医生不负法律责任，患者也不被看作是自杀。

2017年3月12日，知名作家琼瑶公开了一封写给儿子和儿媳的信，透露她近来看到一篇名为《预约自己的美好告别》的文章，有感而发想到自己的身后事，认为万一到了该离开之际，希望不会因为后辈的不舍，而让自己的躯壳被勉强留住而受折磨，也借此叮咛儿子、儿媳别被生死的迷思给困惑住。

“(1) 不论我生了什么重病，不动大手术，让我死得快最重要！在我能作主时让我作主，万一我不能作主时，照我的叮嘱去做！

(2) 不把我送进‘加护病房’。

(3) 不论什么情况下，绝对不能插‘鼻胃管’！因为如果我失去吞咽的能力，等于也失去吃的快乐，我不要那样活着！

(4) 同上一条，不论什么情况，不能在我身上插入各种维生的管子。尿管、呼吸管、各种我不知道名字的管子都不行！

(5) 我已经注记过，最后的‘急救措施’，气切、电击、叶克膜……这些，全部不要！帮助我没有痛苦的死去，比千方百计让我痛苦的活着，意义重大！千万不要被‘生死’的迷思给困惑住！”

琼瑶在信中还强调：“无神论等于是一种宗教，不要用其他宗教侵犯我。”“你们也知道，我和鑫涛，都是坚定的‘无神论者’，尤其到了晚年，对各种宗教，都采取尊重的态度，但是，却一日比一日更坚定自己的信仰。我常说：‘去求神问卜，不如去充实自己！’我一生未见过鬼神，对我来说，鬼神只是小说戏剧里的元素。但是，我发现宗教会安慰很多痛苦的人，所以，我尊重每种宗教，却害怕别人对我传教，因为我早就信了‘无神论教’！

提到宗教，因为下面我要叮咛的，是我的‘身后事’！

（1）不要用任何宗教的方式来悼念我。

（2）将我尽速火化成灰，采取花葬的方式，让我归于尘土。

（3）不发讣文、不公祭、不开追悼会。私下家祭即可。死亡是私事，不要麻烦别人，更不可麻烦爱我的人——如果他们真心爱我，都会了解我的决定。

（4）不做七，不烧纸，不设灵堂，不要出殡。我来时一无所有，去时但求干净利落！以后清明也不必祭拜我，因为我早已不存在。何况地球在暖化，烧纸、烧香都在破坏地球，我们有义务要为代代相传的新生命，维持一个没有污染的生存环境。

（5）不要在乎外界对你们的评论，我从不迷信，所有迷信的事都不要做！‘死后哀荣’是生者的虚荣，对于死后的我，一点意义也没有，我不要‘死后哀荣’！后事越快结束越好，不要超过一星期。等到后事办完，再告诉亲友我的死讯，免得他们各有意见，造成你们的困扰！”

2017年3月16日，琼瑶在接受《生命时报》专访时指出：“人该走的时候就走，不要强留”。“我一直认为，人不能选择生，也不能选择死，是一件很悲哀的事情。人生是很艰苦的旅程，对任何人来讲都是。你们可能认为我很风光，其实不然。我困苦的一面，痛苦的一面，我如何在充满负能量的环境里维持正能量，那是属于我的挣扎。活到今天，我已经看透了生死。身边许多和我同龄的人，有的老了，有的重病，有的失智，有的走了。我也看到，很多病人因为家属的不舍，只能卧床，一直没有意识，不能行动，大小便失禁，无法和家庭沟通，感觉不到爱，也没办法把自己的意识传达，他在医院可以一躺七八年，甚至10年。我的好友、新竹清华大学校长沈君山，以前经常在我家高谈阔论，现在就是一个‘卧床老人’。我很不忍，这样躺在医院，会让他的亲人日日夜夜受煎熬。”琼瑶还说：“台湾人现在越来越长寿。我这篇公开信发表后，有人贴了一张表说台湾人的长寿其实是虚假长寿，因为很多‘卧床老人’也被算做长寿人口。我觉得死并不悲哀，是必经之路。我这篇文章是针对老年人和得了不治之症的人说的，并不是鼓励在健康的时候选择安乐死。安乐死有许多条件，尊严死也是如此。现在台湾终于通过‘病人自主权利法’，我觉得是个喜讯。死亡会让活着的人感到悲哀，这是一定的，但每个人都要面对它，然后放下它。”

综上所述，我们既要生得好、活得长、病得晚，还要死得快。开国大将罗瑞卿的女儿、公益网站“选择与尊严”创建人之一、尊严死提倡者罗点点认为，“生得好、活得长、病得晚、死得快”这12个字，是关于生命质量的精辟总结。据说，这个有关生命质量的精彩提法，最早是由北京中医药大学原副校长牛建昭教授介绍的，它来自美国加州大学担任教授的一位智者。不难理解，其中的“生得好”就是我们通常说的“优生”，不但五官端正，更重要的是没有疾病，尤其是没有遗传病。“活得长”当然就是能长寿。“病得晚”是说要健康，不是保证不生病，而是让疾病晚点来。至于“死得快”，“虽然听上去有悖国人观念，但仔细想想，既然死亡是自然规律，每个人都一定要死，那当然死得快比死得慢好，既减少痛苦，又不拖累家人朋友。一个人的生命能有这样的质量岂不是太精彩了？当然，死是一件郑重严肃的事，而‘生前

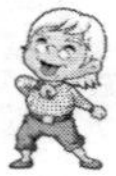

预嘱’正是帮助我们认真安排死亡，争取‘死得快’的最好办法。”

我非常欣赏罗点点的这段话：“文明发展不仅延长人的寿命，更使人日益关心生命质量包括死亡质量。虽然这对每一个人来说都是天大的问题，可这言简意赅的12字诀‘生得好、活得长、病得晚、死得快’，却一语道破了全部玄机。”

王伯军

上海开放大学副校长

上海市学习型社会建设服务指导中心副主任

2017年6月

绪 言

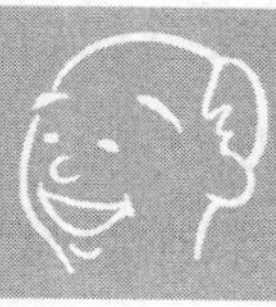

自然生命自然养而然“健”

——以自然之“道”养护自然之“生”

人本是大自然的杰作。人体是固有自组织系统和自稳平衡调节机制的有机整体。人性常易忽视甚或忘却自身所拥有的，而刻意追求外在未有的。其实，人体与生俱来有养护生命的生理性调节平衡稳定、防卫的免疫本能和保持健康的病理性修复痊愈潜能。前者为免疫力，是养生之“本”，后者为自愈力，是保健之“源”，两者合为自然生命健康“本源”。

养生既无严格定义，更无法宝可言。养生就是养护生命，保健就是保持健康。养护生命要顺应养生之“本”——生理防卫免疫本能。其实，养生自然简单，只要在意，不必刻意。多此一举，则是添乱帮倒忙。同样，保健也是如此。总之，有人说所有养生保健都是徒劳，确非无理。

1. 人体自稳机制由周密的平衡调节组织机构保障 就像男女搭配干活不累一样，平衡调节也常成双结对。例如，功能相反的交感和副交感神经相互平衡制约，协调和控制人体生理活动。

就血糖调节而言，胰岛素有降血糖作用，而胰高糖素有升血糖作用。高血糖可怕，低血糖更危险。为此，有安全设施降低血糖的只有胰岛素，但升高血糖除它的伴侣胰高糖素外，还有甲状腺素、肾上腺素、肾上腺皮质激素和生长激素等。

2. 平衡即健康，失衡需纠偏　“吃”多“动”少热量营养失衡；消化道“进”多“出”少；“新”入多“陈”出少，新陈代谢失衡；心、脑活动多，肢体活动少，体力脑力失衡；“日”长“夜”短，“醒”多“睡”少睡眠节律失衡；喝水多，出汗少等。

3. 人体具有天然的愈合和再生能力　伤口自动愈合，自行止血。小血管破裂血小板聚集成小血栓堵住裂口，血液凝固而血止。

俄国生理学家梅契尼科夫曾把一根玫瑰刺扎进自己肌肉。几小时后，他在显微镜下发现刺周围聚满各种细胞，体内的“小医师”正在修复身体伤口。

身体自我修复痊愈系统比精密机器更智能，自动调整各种功能，修复被破坏的零件、部位。如骨折可以自行接上。骨胶原纤维的“分子胶”能将骨折裂缝黏合成骨痂，新骨萌出而骨折自愈。有时，连X线片也看不出骨骼曾经折断过。

骨科医师做2件事。复位，把断开的两端骨对准；固定，把对准的断骨定格在功能位。医师为断骨接上长好创造条件，起辅助作用，而真正治愈骨折的是人体的自卫本能和修复自愈潜能。

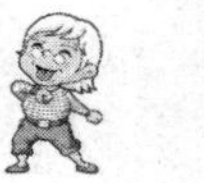

西方医学之父、先哲希波克拉底在2 000多年前就指出：患者的本能就是自己的医生，而医师则是帮助本能的。

4. 大道无道自然而然，本源无形分秒在线 人生老化和病患难免。当伤害给你的生命健康关上一道“门”的同时，与生俱来的自然“本源”会适时悄然为你打开一扇“窗”，代偿“门”的功能维护生命健康。

我66岁那年体检时，发现心脏冠状动脉一长串硬化斑片，但自己却无缺血、缺氧的自觉症状。在运动试验动态心电图未见缺血、缺氧波型，才知感恩自然生命“本源”，因为有心内、心外和心肌3根备用血管及时开通冠状动脉侧支血液循环代偿心脏功能。这是生理性自然心脏搭桥。不过，生来就有的备用血管，能够召之即来且来之又能战与我平时锻炼的日积月累分不开。更为重要的是，66岁至今，10多年来，我认真践行健康生活，今年体检时发现心脏功能健康如初。

5. 生理本能需要激发唤起，病理性潜能需要激活唤醒 顺应自然生物节律健康生活，利于生命“本源”发挥功效；反之，则可干扰或添乱而不利养生保健。

生命健康自主沉浮。生活就是生命健康的决定因素：日子自己过，生活方式自己选，行为习惯自我养成。

人体小宇宙和自然大宇宙节律同步，否则全身不和顺，危害身心健康，还和很多慢性病，甚者癌症有关。

违背自然，干扰本源：早上不起床吃早餐而贪婪沉睡，晚上不休不眠而吸烟、喝酒、吃夜宵，甚至通宵达旦；天冷不护身保暖而袒胸露肩、背、腿还不够；好好的乌发染成黄色，全对健康有害无益；好好的人去增高、美体、整容而身残容毁；与时俱增的心理重负，日趋减少的体力活动等。

顺应自然，固本培元；好好过日子就有好日子过。觉醒富人智慧生活：平和心态，平常饭菜，平均身材，平民居室，平静生活，平安人生。过度检查治疗，过度输液、滥用抗生素和适得其反的及时盲目“自疗”等，是给健康“本源”添乱，帮倒忙。

医疗的至高层次是激发人的免疫本能、激活自愈潜能，辅助病体痊愈康复。医生给一个助力，然后让病体修复自愈潜能来治愈疾病。就像老式挂钟停了，要用手指拨动一下钟摆，然后钟就会继续不停地走下去。

6. 人的生物节律是久远的自然选择和人类的世代适应产物　人的生活节奏与自身生物节律匹配就是顺应自然之道。人体适应地球环境，感知并适应地球周期变化，如昼夜节律（夜伏昼出）、季节变化（冬眠）等。

生物钟控制着人类的行为和代谢。现代人的很多行为与进化而成的某些节律背道而驰，对健康造成的不利影响。近日，获诺贝尔生理与医药奖的生物节律研究表明，首次发现基因可调控人的行为。良好的生活习惯或有规律地睡眠、饮食、运动等，会对人体生物钟起重新设定作用。

生物钟养生即尽量好好睡觉，好好吃饭，好好生活。通过调节自己生物节律，尤其是昼夜节律与地球旋转保持同步，以保证生命稳态。

（1）顺应生物钟，减少生物钟磨损，保证生物钟“准点”。生物钟“准点”是生命健康的基础。

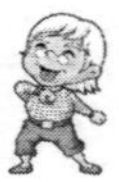

（2）保养生物钟。生物钟难免错点，要经常保养，进行健康充电。

（3）“维修”生物钟。生物钟出现“错点”要及时维修，以免继续出错。

7. 无视身体的时代 现代人广为流行的健康危险因素：心烦、嘴馋、腿懒三联征，诱发血压高、血糖高、血脂高“三高”症，滋生心肌梗死、脑梗、癌症。心烦、嘴馋、腿懒，依序联动发展，且互为因果形成恶性循环。困于病患的社会，病越治越多的医院。医学“只治不防，越治越忙”，发生“社会医学病”健康危机。

8. 与其在下游打捞落水者不如到上游筑牢堤坝 医学技术越来越进步，医生队伍越来越庞大，而病人却越来越多，这是医生的悲哀，也是医学的失败，值得认真反思。

此刻，想起美国心脏协会有个生动比喻：如今的医生都聚集在一条泛滥成灾的河流下游，拿着大量经费研究打捞落水者的先进工具，同时苦练打捞落水者的本领。结果，事与愿违，一大半落水者都死了，被打捞上来的也是奄奄一息。更糟糕的是，落水者与日俱增，越捞越多。事实上，与其在下游打捞落水者，不如到上游筑牢堤坝，让河水不再泛滥。作为医生，不能坐着等人得病，而应防患于未然，避免更多人“落水”。

美国心脏协会主席 Steven Nissen 感叹道：“面临严酷事实：即使在饮用水中加入他汀降脂药物，也无济于事。因为，生活方式抵消他汀药物的降脂疗效。”必须采取零级预防，预防整个社会人群发生危险因素的流行，而不是有了危险因素再预防心血管事件，提高全社会整个人群的健康是终极目标。

100 多年前,细胞病理学家(德)鲁道夫·菲尔召对社会医学有先见之明。他认为,医学是一门社会科学,医生是贫苦者的天生代言人,医学的最后任务或使命,就是在生理学基础上组织社会。

如今,是健康医学新时代,养生保健的好时光。现在,正亟需对社会民众进行系列健康教育,以及家庭和个人的规范健康管理指导。学会健康生活,养成良好习惯,是 21 世纪医学的重大进步。

9. 大道至简,九九归一。跟着太阳行,顺应自然生物节律过好每一天

(1) 把心安好:养生先养心;心不安,则睡不好、食无味、神易困、人乏力。要学会排解烦恼,疏导情绪,平和心态,知足感恩。心安神宁是养生保健的重要前提。

(2) 把觉睡好:最好的养生是睡眠,8 小时觉睡好身体就能做好养生修复工作;安心睡觉,"先睡心,后睡眼",心静自然眠;子时(晚上 11 点～凌晨 1 点)要睡好,这段时间是人体防卫修复固本培元的黄金时段;午时(中午 11 点～下午 1 点)要休好,可闭目养神打个盹儿;不睡懒觉,清晨起床太晚会干扰清肠排泄功能。

(3) 把饭吃好:平衡膳食,均衡营养,粗细搭配适量纤维;按时、专心吃饭,不看电视、电脑,忘了烦恼,放松心情;少吃精加工食品,多选天然食物,如水果、蔬菜和全谷物食品;早晨应餐不懒睡,夜晚该眠不贪食;晚饭以清淡量少为宜。

(4) 把腿用好:健康长寿始于足下,健在腿上,珍视并护好

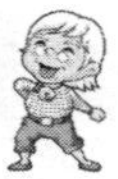

人体“第二心脏”，护好脚，用好腿；人体血液循环心肌收缩把动脉血输送到全身，而腿、脚肌肉收缩把静脉血挤回心脏。腿、脚被誉为人体“第二心脏”。

克服“坐以待病”的生活常态，步行是最简易运动。能走不站着，能站不坐着，能坐直不松垮。在家看电脑、电视累了，可以去擦擦地板、晾晾衣服、做做饭菜，一举多得。

（5）把肠护好：珍视并护好人体“第二大脑”；维护肠健康，人才常健康。要在意并顺应人体自身清肠信号，即每天早晨起床后和3次进餐后的排便反射。养成按时大便习惯，不任意忽视清肠信号，刻意抑止排便。心情愉悦可令肠道健康，不良情绪会导致肠功能紊乱；觉睡好，肠道安；睡眠不足，大肠不畅；平衡膳食，肠菌群平衡；多食蔬果纤维，保持肠内洁净；人走动，肠蠕动；肠畅通，人舒适。

（6）把控烟、酒：控烟不只是戒烟，更要避免二手、三手烟；处好酒不仅是尽量不喝或少喝酒，更要避免喝酒；如喝酒时慎用药，用药时不饮酒，谨防酒药双硫仑样反应。

目 录

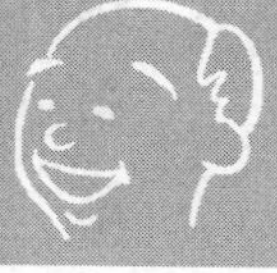

第一章　平衡膳食　均衡营养

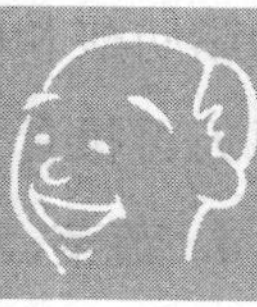

均衡营养是维持人体健康的需要，平衡膳食是均衡摄取营养的基础。平衡膳食和均衡的营养是防止营养不良、肥胖及慢性病发生的必要条件。

第一节　膳食结构与营养模式

一、平衡膳食与均衡营养

每一种食物都含有人体所需要的营养素，但没有一种食物能满足人体所需的所有营养素。只有摄入适量、搭配合理、多种多样的食物才能达到合理均衡营养目的，这就是平衡膳食均衡营养。

平衡膳食有5类必需食物营养素膳食种类齐全、数量充足、比例适当，有利于人体营养素吸收和利用。

1. 粮食类　是热量的主要来源——约占膳食总量32%。

2. 富含动物蛋白质的食物　占膳食总量13%。包括瘦肉、蛋、禽、鱼等，动物蛋白占1/4，豆类蛋白占1/4，其余2/4则须由粮食供给。

3. 豆、乳及制品　占膳食总量9.5%。豆类富含蛋白质、不饱和脂肪酸和卵磷脂等，其蛋白质氨基酸的组成接近人体需要，故每天可摄食豆类50克、奶类100克。

4. 蔬菜、水果　是人体维生素、无机盐和食物纤维素的主要来源，蔬菜品种多，营养成分差异大，占膳食总量40%。

(1) 绿叶菜富含胡萝卜素、维生素C(抗坏血酸)及钙、磷等无机盐。

(2) 根茎菜含有丰富的淀粉、蛋白质和胡萝卜素。

(3) 鲜豆菜富含碳水化合物、铁及维生素B_1(硫胺素)。每天食用的400～500克蔬菜中，其中绿叶菜占1/2以上。

(4) 新鲜水果是维生素(抗坏血酸)良好来源，可供丰富的蛋白质、磷、铁等无机盐。每天应食用100～200克鲜果。

5. 油脂类　约占总膳食总量1.5%。

(1) 油脂类可提供热量，促进脂溶性维生素吸收，可供不饱和脂肪酸。

(2) 植物油所含必需脂肪酸高。动物油所含饱和脂肪酸较多，应少吃动物脂肪，多吃植物油。

(3) 饱和脂肪酸与多不饱和脂肪酸及单不饱和脂肪酸各占1/3。

以上5类食物长期缺乏任何一种都会影响身体健康。为保持膳食平衡营养均衡，每天膳食不宜吃太精，更不应暴饮暴食，真正做到粗细搭配、有荤有素，健康更有保障。

二、膳食结构模式

膳食结构模式是指膳食各类食物的数量及其所占比重。通过均衡调节各类食物所占比重，充分利用食品各种营养，达到膳食平衡，更利于健康发展。

当今世界大致有 4 种膳食结构模式及其主要特点如下。

1. 发达国家（欧美大多数国家）模式　也称富裕型膳食结构模式，主要以动物性食物为主。

（1）动物性食物多，植物性食物少。

（2）高脂肪、高能量、高蛋白和低纤维膳食。

（3）能量过剩、营养过剩，易发生慢性病。

2. 发展中国家模式　也称温饱型膳食结构模式，主要以植物性食物为主。

（1）谷类食物多，动物食物少。

（2）膳食能量基本满足需要。

（3）膳食纤维充足，动物脂肪低。

（4）钙、铁、维生素 A 不足，易发生营养缺乏病。

3. 日本模式　也称营养型膳食结构模式。

（1）动、植物性食物平衡，比例适当。

（2）既有以粮食为主的东方膳食特点，也吸取欧美国家的膳食长处。

（3）膳食能量满足需要，宏量营养素供能较合理。

（4）目前，这种膳食结构已受西方膳食模式影响。

4. 地中海（意大利、法国、西班牙等）模式

（1）富含植物性食物。

（2）食物加工程度低，新鲜度高。

（3）食油以橄榄油为主。

(4) 餐后吃新鲜水果。

(5) 每天食用适量奶制品。

(6) 每周适量鱼禽肉。

(7) 每月食用适量红肉(畜肉)。

(8) 习惯饮用葡萄酒。

(9) 低饱和脂肪、高碳水化合物、蔬菜和水果充足。

(10) 心、脑血管疾病发生率低。

三、膳食营养模式

1. 营养平衡型　以日本的膳食营养为代表。

(1) 动、植物性食物消费量比较均衡。

(2) 能量、蛋白质、脂肪、碳水化合物等摄入量基本符合营养需要。

(3) 膳食结构比较合理。

2. 营养过剩型　以欧美发达国家的膳食营养为代表。

(1) 谷物消耗量少,动物性食物消耗量大。

(2) 属高能量、高脂肪、高蛋白、低纤维,所谓"三高一低"膳食模式。

(3) 尽管膳食质量比较好,但营养过剩。

(4) 是肥胖病、心血管病、糖尿病、恶性肿瘤等慢性病的共同危险因素。

3. 营养缺乏型　以发展中国家的膳食营养为代表。

(1) 植物性食物为主,动物性食物较少。

(2) 膳食质量不高,蛋白质、脂肪摄入量低。

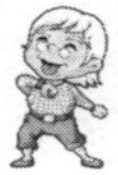

（3）能量勉强满足需要，但蛋白质、脂肪占比不足。

第二节　健康膳食模式

如今，人们的饮食营养要吃得好不难，但吃得健康不易。膳食模式或饮食模式，主要指各类食物的数量和比例，也涉及烹调加工和食物分配。模式正确，数量合理，营养均衡的膳食基本上可以让人放心选用。

一、健康膳食营养模式的基本原则

2016 年《中国居民膳食指南》提出健康膳食营养模式 6 条基本原则。

（一）食物多样　谷类为主

食物多样是平衡膳食模式的基本原则。谷物为主是平衡膳食的基础，谷类食物含有丰富的碳水化合物，是提供人体所需能量的最经济、最重要的食物来源。

1. 食物种类和数量

（1）食物多样、谷类为主是平衡膳食模式的重要特征。

（2）每天的膳食应包括谷薯类，蔬菜、水果类，畜、禽、鱼、蛋、奶类，大豆、坚果类等食物。

（3）平均每天摄入 12 种以上食物，每周 25 种以上。

（4）每天摄入谷薯类食物 250～400 克，其中全谷物和杂豆类 50～150 克，薯类 50～100 克。

2. 量化 1 日 3 餐的食物“多样”性

(1) 谷类、薯类、杂豆类的食物品种数平均每天 3 种以上，每周 5 种以上。

(2) 蔬菜、菌藻和水果类的食物品种数平均每天有 4 种以上，每周 10 种以上。

(3) 鱼、蛋、禽肉、畜肉类的食物品种数平均每天 3 种以上，每周 5 种以上。

(4) 奶、大豆、坚果类的食物品种数平均每天 2 种，每周 5 种以上。

(5) 按照 1 日 3 餐食物品种数的分配，早餐至少摄入 4～5 个品种，午餐摄入 5～6 个食物品种，晚餐 4～5 个食物品种，加上零食 1～2 个品种。

(二) 多吃蔬果、奶类和大豆

新鲜蔬菜、水果、奶类和大豆及制品，对提高膳食微量营养素和植物化学物的摄入很重要。

(1) 蔬菜、水果是平衡膳食的重要组成部分，奶类富含钙，大豆富含优质蛋白质。

(2) 餐餐有蔬菜，保证每天摄入 300～500 克蔬菜，深色蔬菜应占 1/2。

(3) 天天吃水果，保证每天摄入 200～350 克的新鲜水果，果汁不能代替鲜果。

(4) 吃各种各样的奶制品，相当于每天液态奶 300 克。

(5) 经常吃豆制品，适量吃坚果。

(三) 适量吃鱼、禽、蛋、瘦肉

鱼、禽、蛋和瘦肉含有丰富的蛋白质、脂类、维生素 A、B 族维生素、铁、锌等营养素，是人体营养需要的重要来源。

(1) 鱼、禽、蛋和瘦肉摄入要适量。

(2) 每周吃鱼 280～525 克，畜禽肉 280～525 克，蛋类 280～350克，平均每天摄入总量 120～200 克。

(3) 优先选择鱼和禽肉。

(4) 吃鸡蛋不弃蛋黄。

(5) 少吃肥肉、烟熏和腌制肉制品。

(四) 少盐、少油、控糖、限酒

除了能增加菜品风味之外，食物调味品，对健康的影响也不可小觑。油、盐、糖、酒也是餐桌上常见的佐餐品，然而如果不节制食用，会对身体健康产生影响。

1. 适量食用餐桌佐餐品

(1) 培养清淡饮食习惯，少吃高盐和油炸食品。成人每天食盐不超过 6 克，每天烹调油 25～30 克。

(2) 控制添加糖的摄入量，每天不超过 50 克，最好控制在 25 克以下。

(3) 每天反式脂肪酸摄入量不超过 2 克。

(4) 足量饮水，成年人每天 7～8 杯(1 500～1 700 毫升)，提倡饮用白开水和茶水；不喝或少喝含糖饮料。

(5) 儿童、少年、孕妇、乳母不应饮酒。成人如饮酒，男性 1 天饮用酒的酒精量不超过 25 克，女性不超过 15 克。

2. 合理选用食油　要少吃点油，合理选用食油。不少人爱吃煎、炒、烹、炸食品，烹调油脂的食用量严重过量。每人每天食用超过60克烹调油的家庭比比皆是，这是造成超重肥胖的重要原因。过多的油脂不仅会升高甘油三酯（三酰甘油），还会增加糖尿病的患病风险。

（1）油要经常换着吃。选食用油的目标是促进脂肪酸平衡，不仅考虑油，还要根据自己的饮食习惯，进行综合协调选油。

（2）平时常吃猪、牛、羊肉，尽量不要食用动物油，因为动物油缺乏多不饱和脂肪酸和维生素E。可选富含多不饱和脂肪酸的油，如大豆油、玉米油和葵花籽油等。

（3）素食人士的日常饮食中多不饱和脂肪酸比例太大，饱和脂肪摄入太少，除了可选单不饱和脂肪酸较多的茶籽油、橄榄油等，还可选含一定量饱和脂肪酸的花生油、米糠油等，平衡脂肪酸构成。

（4）平日肉类吃得不多的健康人，也可偶尔采用动物油烹调菜肴。如家里煮鸡汤、炖排骨上面的油，不用撇出来扔掉，可凉后捞出来做菜用，煮冬瓜、煮青菜都是不错的选择。

（5）平时豆制品吃得多，多不饱和脂肪酸摄入充分，没必要再食用豆油、葵花籽油、玉米油，可选橄榄油、茶籽油、花生油、米糠油等。而平时吃花生较多者，选食用油时可选择花生油以外的油。

（6）无论选哪种油，都应每天限量25～30克。再"健康"的油，脂肪含量都超过99%，并且能量惊人，多吃会发胖。

3. 世界卫生组织建议：饮酒越少越好

（1）近年来，世界卫生组织（WHO）重审：别再提适量饮酒有益健康，能不喝就不喝酒。

（2）并建议："适度饮酒"应改为"越少越好"。

（3）还特别提示：对于普通人群，如果从不饮酒，就不必为少量饮酒有益健康的说法而心动。只要饮酒就会增加致癌风险，别再提倡适量饮酒。

（五）吃动平衡，保持健康体重

人们的饮食营养能量增加与体力活动消耗减少并存。能量摄入增加、活动消耗减少或两者同时存在，可致营养能量失衡。长期能量失衡是引发肥胖、糖尿病等慢性病的重要原因。

（1）食不过量，控制总能量摄入，保持能量平衡。

（2）每周至少进行 5 天中等强度身体活动，累计 150 分钟以上。

（3）坚持日常身体活动，身体活动总量至少相当于每天走路 6 000 步。

（4）减少久坐时间，每小时起来动一动，走一走。

（六）杜绝浪费　兴饮食新风

食源性疾病时有发生。减少食物浪费、注重饮食卫生、兴饮食新风，对我国社会可持续发展、保障公众健康、促进家庭亲情具有重要意义。

（1）珍惜食物，按需备餐，提倡分餐不浪费。

（2）选择新鲜、卫生的食物和适宜的烹调方式。

（3）食物制备生熟分开、熟食二次加热要热透。

（4）学会阅读食品标签，合理选择食品。

（5）多回家吃饭，享受亲情。

（6）传承优良文化，兴饮食文明新风。

做到珍惜食物不浪费、饮食卫生不得病，树饮食新风尚、享健康好生活！

二、一对“双塔”最佳伴侣，维持吃动平衡保持健康体重

大家对“膳食宝塔”并不陌生，它将日常饮食的数量、种类按金字塔的形状排列，该吃什么，吃多少，一目了然。其实，运动也有个金字塔。美国运动医学会推荐的“运动金字塔”提供科学、具体的运动指南，可供参考选用。

中国居民“平衡膳食宝塔”（简称“膳食宝塔”）和美国运动医学会“运动金字塔”搭配，一对“双塔”是最佳伴侣，可维持吃、动平衡，保持健康体重，防治肥胖、“三高”和代谢病。

（一）中国居民“平衡膳食宝塔”

见图 1－1。

（1）从塔基引导粮食类、谷薯类的消费。居民吃得精米、白面多，应多食用一些玉米面、小米、高粱米、薯类等杂粮，增加膳食纤维及 B 族维生素的摄入。

（2）塔的倒数第二层为蔬菜、水果类。强调蔬菜多样化，其中有色蔬菜所含的营养素更多，要占一半以上。水果也多种多样。

这 2 层是膳食中两大类主要食物。

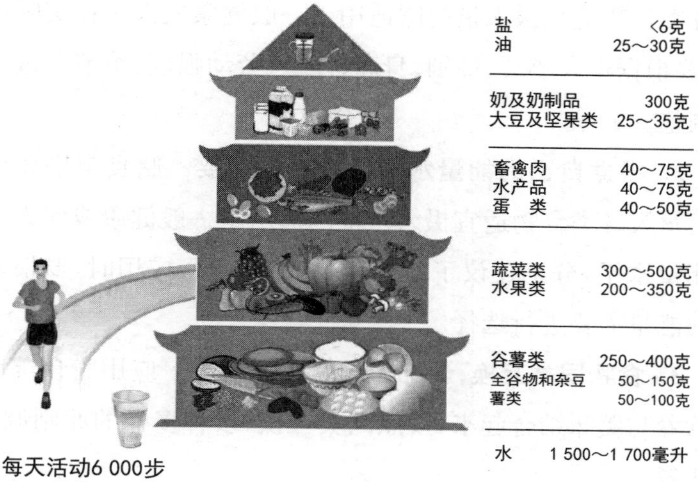

图 1－1　中国居民平衡膳食宝塔(2016 年)

(3) 倒数第三层是动物性食物，就是通常所说的鸡、鸭、鱼、肉、蛋类是动物性食物。

(4) 倒数第四层：多喝奶类，多吃豆制品，适量吃坚果，它能提供钙质和优质蛋白，还有矿物质等营养素。

(5) 塔尖，即倒数第五层油和盐。我国居民吃盐较多，要控制盐的食用量，吃得清淡。

(二) 膳食宝塔的应用

膳食宝塔是根据《中国居民膳食指南》的核心内容，结合我国居民膳食的实际状况，把平衡膳食的原则转化成各类食物的重量，便于人们在日常生活中实施。

1. 确定适合自己的能量水平　膳食宝塔中建议的每人每

天各类食物适宜摄入量范围适用于一般健康成人。在实际应用时，要根据个人年龄、性别、身高、体重、劳动强度、季节等进行适当调整。

2. 根据自己的能量水平确定食物需要　膳食宝塔建议的每人每天各类食物适宜摄入量范围适用于一般健康成年人。按照能量水平，分别建议了各类食物的摄入量，应用时，要根据自身的能量需要进行选择。

3. 食物同类互换，调配丰富多彩的膳食　应用膳食宝塔可把营养与美味结合起来，按照同类互换、多种多样的原则调配 1 日 3 餐。

4. 因地制宜充分利用当地资源　我国幅员辽阔，各地的饮食习惯及物产不尽相同，只有因地制宜，充分利用当地资源才能有效地应用膳食宝塔。

5. 养成习惯，长期坚持　膳食对健康的影响是长期养成习惯的结果。应用于平衡膳食宝塔需要自幼养成习惯，并坚持不懈，才能充分体现其对健康的重大促进作用。

(三) 美国运动医学会推荐的“运动金字塔”

见图 1－2。

1. 第一层：生活中的运动　主要包括走路、爬楼梯、骑车上班、园艺活动、家务、逛街、购物等。其中最好是走路、骑车和园艺。如果平时没有机会做园艺，可多走路和骑车，最好每次能坚持 30 分钟以上。家务劳动中，擦窗、拖地板和洗衣服都能起到不错的运动效果。

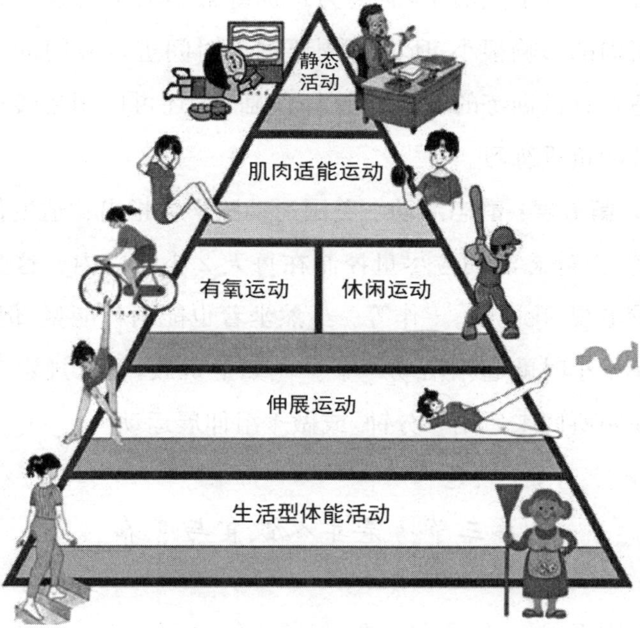

图 1-2 运动金字塔

2. 第二层：伸展运动 主要包括练瑜伽、拉筋动作、柔软体操等。上班族应多做肩、颈、背部的拉伸，如站在墙边，双手沿墙不断地做向上伸的“爬墙运动”；双手在身后握拳拉伸背部；手举过头顶，腰部后弯，拉伸腹部等。

3. 第三层：有氧运动和休闲运动 有氧运动有慢跑、骑自行车、游泳、登山、跳有氧舞蹈、做健身操等；休闲运动包括打网球、篮球、高尔夫等球类运动。这类运动可以锻炼心、肺功能，还能陶冶情操。体重较重的人，可以首选游泳，以减轻关节负重。

4. 第四层：肌肉运动 包括重量训练、仰卧起坐、俯卧撑、拉力带等。日常生活中，肌肉力量训练最容易被忽视。有氧运动对肌肉的影响很小，所以每周要抽出时间进行专门的力量训练。适合日常训练的有仰卧起坐、立卧撑，还可以用哑铃进行一些上肢的负重练习。

5. 第五层：静态活动　美国运动医学会指出："适度休息是必要的，但静态活动应尽量控制在每天 2 小时以内。"这类活动包括看电视、玩电脑、工作等。虽然坐着也能消耗能量，但很小，最好坐 1 小时就起来活动一下。比如上班族，可以规定自己每次上完厕所回来后站 3 分钟，或做 1 组伸展运动。

第三节　老年人饮食与营养

夕阳无限好，饮食很重要，营养不能少。

一、老年人生理功能的改变

随着年龄增加，老年人器官功能可出现不同程度的衰退。

(1) 牙齿缺损、咀嚼和消化吸收能力下降，容易发生营养不良。

(2) 视觉和听觉及味觉等感官反应迟缓，常常无法反映身体对食物、水的真实需求。

(3) 肌肉萎缩、身体组织量减少，脂肪量增加；加上骨量丢失、关节及神经系统退行性病变等问题，使老年人身体活动能力减弱，对能量、营养素的需求发生改变。

二、老年人饮食营养的要求

(一) 少量、多餐,食物细软,预防饮食营养缺乏

(1) 食物多样,制作细软,少量多餐、预防蛋白质营养不良。

(2) 高龄老年人和身体虚弱及体重明显下降的老年人,应增加餐次,保证充足的食物。

(3) 食量小的老年人,在餐前和餐时少喝汤水,少吃汤泡饭。

(4) 有吞咽障碍和80岁以上老年人,可选软食。进食中要细嚼慢咽、预防呛咳和误吸。

(二) 主动、足量饮水,积极参加户外活动

(1) 老年人身体对缺水的耐受性下降,但对失水时感觉口渴反应性又迟缓。因此,特别强调要主动饮水,每天1 500～1 700毫升,首选温热的白开水。

(2) 户外活动能够更好地接受紫外光照射,有利于体内维生素D合成和延缓骨质疏松的发展。

(3) 每天户外锻炼1～2次,每次1小时左右,以轻微出汗为宜;或每天走路6 000步。

(4) 运动锻炼要量力而行,时间不过长,可分多次运动。

(三) 延缓肌肉衰减,维持适宜体重

延缓肌肉衰减对维持老年人活动能力和健康极为重要。

(1) 增加摄入富含优质蛋白的瘦肉、海鱼、豆类等食物。

（2）进行有氧运动和适当的抗阻运动。

（3）老年人体重应维持正常稳定水平，体重过高或过低都会影响健康。从降低营养不良风险和死亡风险的角度考虑，70岁以上老年人的体质指数（BMI）不低于20千克/米^{2}为宜。血脂等检查指标正常的情况下，BMI可略放宽到26千克/米^2。

（四）摄入充足食物，鼓励陪伴进餐

（1）老年人每天摄入12种及以上食物。

（2）采用多种方法增加食欲和进食量，吃好3餐。早餐1～2种主食、1只鸡蛋、1杯奶，另有蔬菜或水果。中餐和晚餐2种主食，1～2个荤菜、1～2种蔬菜、1种豆制品。

（3）饭菜应色香味美、温度适宜。适当参与食物的准备与烹饪，烹制自己喜爱的食物，提升进食乐趣。

（4）老年人应主动与家人或朋友一起进餐或活动，享受生活。

（5）对于生活自理有困难的老年人，家人应多陪伴，采用辅助用餐、送餐上门等。

三、老年人膳食结构“10个拳头”原则

（1）每天4类食物进食量形象地比喻为“10个拳头”便于记得，老年人可以用自己的拳头作为“衡量工具”，来估计1日3餐的合理进食量。

（2）10个拳头为：1个拳头肉类，鱼、禽、蛋、肉；2个拳头谷类主食，粗粮、杂豆和薯类；2个拳头奶、豆制品；5个拳头新鲜蔬菜、水果。

(3)“10 个拳头”5 句顺口谣，便于老年人好记和掌握。

一拳肉类不超过，鱼禽蛋肉别太多；

两拳谷类必须有，粗粮薯类加杂豆；

两拳奶豆要保证，骨骼牙齿才坚硬；

五拳果蔬不能少，通肠降脂有营养；

总量十拳最合理，别忘各自有比例。

平衡的膳食结构和均衡的营养饮食习惯，对于延缓衰老，预防慢性病、提高老年人的生活质量和健康长寿至关重要。

第四节　谨防老年人蛋白质营养不良与贫血

一、蛋白质营养不良

(一) 为什么提蛋白质营养不良

为什么提蛋白质营养不良，而很少提糖和脂肪营养不良。其实，人体的三大主要营养物质都会出现营养不良，但各自代谢特性和功能不同但常常容易首先出现蛋白质营养不良，最终会导致全面营养不良。

1. 人体内并不储备蛋白质　人的机体在漫长的进化过程中发展出一系列的代偿措施。以能量储备为例，人体能量储备有两大资源库：一是人体储备的糖原，二就是脂肪。但人体内并不储备蛋白质，人体内的所有蛋白质都有特殊功能，蛋白的消耗就意味着功能的减退或消失。这就是蛋白质的特殊重要地位——人体细胞和生命的物质基础。

2. 蛋白质供能的动员比脂肪要容易　人在饥饿的时候首先动员的是糖原，但遗憾的是，无论是肝糖原，还是肌糖原都不能维持机体长时间的能量供给。在糖原消耗完，因为蛋白质供能的动员比脂肪要容易，这样机体就会开始消耗自身的蛋白来供能，一般是先消耗肌肉内的蛋白。这时候，如果得不到能量的补充，机体就会再消耗内脏的蛋白。

肌肉蛋白主要是为机体提供运动功能，稍微下降可能人只是觉得没劲。但内脏蛋白的功能就比较复杂了，比如免疫系统就可能会出现变化，肝功能也可能出现异常，免疫球蛋白、淋巴细胞也可能会下降等，这都是能量没有得到及时补充的结果。

3. 老年人食物营养蛋白质保持每天 1.0～1.5 克/千克体重　人到老年，随着生理功能老化，对食物营养的摄取、消化和吸收利用减少，从而易引起营养和造血原料蛋白质、铁、维生素 B_{12} 和叶酸缺乏；同时，老年人新陈代谢降低，对食物营养需要相应减少，但唯独对蛋白质的需求不比中年时减少，保持在每天 1.0～1.5 克/千克体重。然而，在日常生活中，对此常因认识不足而被忽视，导致蛋白质营养不良和贫血。

为此，老年人饮食不宜过于清淡，且要适当吃点肉。

4. 老年人适当吃肉 3 原则

（1）适度、恰当地吃：不应过度超量，或不动少动而吃动失衡的不恰当地吃。

（2）吃适当的肉：应进食优质蛋白、脂肪的鱼肉、鸡蛋、牛奶、大豆；而不宜多吃红肉、肥肉。

（3）健康美味享受总则：平衡膳食，均衡营养，吃动平衡，离

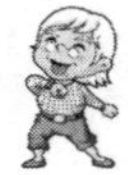

不开一个“衡”字。适者健，衡为康，恒则寿；适度、正当、恒久，健康而长寿。

二、老年人隐性饥饿营养失衡

一个人长得富态，一般会被认为此人营养过剩。殊不知，胖人也可能出现营养不良。

WHO和联合国粮农组织把膳食缺乏维生素、矿物质称为隐性饥饿。2015，“中国居民营养与慢性病报告”显示，我国居民的膳食结构多存在不合理，钙、铁、维生素A、维生素D等矿物质和维生素未达到推荐量。全球约20亿人正遭受隐性饥饿困扰，我国隐性饥饿人口有3亿。

（一）肥胖者外强中干，也可能有营养不良

健康饮食应是以平衡膳食，均衡营养为基础。营养失衡表现为营养不良贫血消瘦和肥胖隐性饥饿。实际上，肥胖者外强中干，营养失衡严重。超重者往往摄入过多高热量、高脂食物，却又排斥蔬菜、水果等，再加上缺乏体育锻炼，就易发生隐性饥饿营养不良。

长期摄入必需微量营养素不足或失衡，身体感觉不到饥饿，但健康却在无形中受损而增加糖尿病、心血管病、癌症等慢性病的发病风险。

（二）信号灯原理预防隐性饥饿营养失衡

拒绝“红灯”食物，慎选“黄灯”食物，放心“绿灯”食物，逐渐

调整好膳食数量和结构，回归平衡膳食均衡营养。

1. 拒绝“红灯”食物　包括富含动物性油脂的食物、胆固醇过高的食物、过量油脂烹调的食物，如油炸、油煎的油腻食物炸薯条、炸糕等，以及椰子油、棕榈油、氢化奶油所制作的食物，如油炸的薯片、方便面、奶油蛋糕等；胆固醇过高食物，如动物内脏、蟹黄、鱼卵和虾卵等。

2. 慎选“黄灯”食物　营养丰富、味道鲜香的“黄色”食物绝不能摄入过量。富含油脂的种子类食物，如花生、腰果等，每天摄入量不超过 20 克，即不超手心的一小把。植物烹调油适量选用，每人 25～30 克。

3. 放心“绿灯”食物　包括富含水溶性膳食纤维的燕麦、大麦，富含果胶的水果等，可增加体内胆固醇排泄，降低血胆固醇；以及富含碘的海带和某些藻类，富含镁的绿叶蔬菜。此外，香菇、木耳等富含植物化学物质，以及含有硫化合物的洋葱、大蒜等。

食物多样化是全面营养的关键，均衡膳食是健康基础。应多吃“蒸、煮、拌”的清淡口味食物，肉类不当主角，蔬菜、水果不少。

三、老年人蛋白质营养不良

老年人营养不良是个全球问题。日本虽然是举世公认的长寿国，但平均每 3 位日本老年人中就有 1 人营养不良；美国老年人“普遍营养不良”，有 2/3 老年人每天的蔬菜、水果食用种类达不到美国政府推荐的“每天 5 种”的标准；法国老年人中，仅仅缺乏营养的就占了14%；在德国的住院老年人中，有70%的人营养不良。

上海60～80岁老年人中，有六成营养不良。营养不足和营养过剩均会导致人体出现代谢障碍，从而加速衰老进程。高血压、高脂血症、动脉粥样硬化、糖尿病、痛风、骨质疏松等都与营养因素有关。

老年人营养不良要针对饮食失衡原因，调整膳食结构，提高膳食质量，改善饮食营养。

(一) 老年人三大膳食营养问题及其饮食建议

1. 高脂肪、高热量食物吃得多，蔬菜、水果吃得少　我国老年人油的摄入量特别高，一家几天就能吃掉500克油，远远超过了WHO的推荐量。

饮食建议：多吃油菜、西兰花、荠菜等深绿色蔬菜，其所含的维生素K、钙和维生素B_2含量比浅色蔬菜高多倍。

2. 精米、精面吃得多，小米、荞麦等杂粮吃得少　精米、精面，高脂和高热量食物是老年人糖尿病发病率迅速上升的重要原因。

饮食建议：老年人应多食用小米、荞麦等杂粮。这样不仅不易导致肥胖，而且对血糖的影响也比精米、精面小得多。

3. 多种微量元素摄入不足　老年人最严重的依然是缺钙，容易缺乏维生素D和膳食纤维。锌、维生素A、维生素C及维生素B_2摄入量也偏低。

饮食建议：老年人多参加户外活动，阳光有助于皮肤合成维生素D。每天最好保证食用300毫升的奶，既可补充优质蛋白又可补充钙。补钙食物有干炒黑芝麻、虾皮、乳酪、芥菜、紫菜、黑木耳、海带和黑豆等。

另外，还有营养过剩问题。很多老年人患肠癌、子宫癌、前列腺癌、乳腺癌等，都与能量、营养过剩，引起肥胖而致免疫功能降低等有关。

(二) 老年人营养不良的主要原因及其膳食营养对策

调查发现，上述营养问题产生的主要原因是，关心饮食多而关注营养少，重视吃的食物多而获得多少营养少。

(1) 膳食总体明显单调，尤其是早餐、晚餐。“晚餐吃少”，但食物的种类应该丰富一些，而每种食物的摄入量宜少一些、清淡一些。晚餐吃面比较适合老年人，建议搭配绿叶菜、豆腐或菌类等食物。

健康饮食并不是越简单越好，只吃点面条、米饭、馒头加腌菜、蔬菜的所谓清淡饮食，这样很难达到营养平衡。足够的蛋白质是营养平衡的重要基石。富有优质蛋白食物有海产品、瘦肉、禽肉、蛋类、干豆、坚果、油籽和大豆制品等。

(2) 蛋白质、维生素摄入不足，有些老年人1日3餐食品重复。还有的绿色蔬菜摄取明显不足，偏爱茄子、豆角、圆白菜、土豆等蔬菜，尽管这些蔬菜营养价值很高，但不可替代绿叶蔬菜。老年人每天绿叶蔬菜摄入量应占蔬菜总量一半以上。

(3) 不少老年人不喝牛奶，他们没有乳糖不耐受，只是不喜欢喝牛奶。建议老年人应在日常饮食中逐渐添加一些牛奶，作

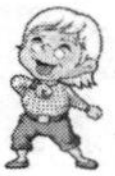

为早餐或加餐都可以。牛奶所含营养素全面，对老年人补钙很有帮助。

(4) 食谱里几乎没看到粗、杂粮记录，有的只是偶尔喝些小米粥。老年人应适当吃些粗、杂粮，且要“粗粮细做”。

(5) 水果种类单调，多以苹果为主。血糖偏高者，加餐时可选择猕猴桃、小番茄、火龙果、坚果等，苹果可以和这些食物交替食用。

四、老年人贫血

老年人常有贫血。60 岁以上老年人中，差不多有 1/3 的人出现贫血。而且，随着年龄增长，老年人贫血的发病率也随之上升。老年人以缺铁性贫血最为常见，65～70 岁男性和 60～65 岁女性还容易发生因缺乏维生素 B_{12} 或叶酸引起营养性贫血。

(一) 老年人贫血的常见原因

1. 造血组织老化　骨髓造血组织逐渐被脂肪和结缔组织代替，70 岁以上老年人造血组织可减少一半。

2. 生血激素减少　老年人性腺睾丸素分泌不足，促红细胞生成素减少，老年男性贫血更为明显。

3. 造血原料不足　消化功能减退，食欲缺乏，蛋白质、叶酸、维生素 B_{12}、铁等摄入不足。胃酸缺乏，生血原料消化、吸收减少。

(二) 老年人贫血的饮食调养

1. 膳食补足造血原料　如铁、维生素 C、B 族维生素和蛋白质等。

(1) 铁是构成血红蛋白的主要成分之一。含铁丰富的食物主要有动物肝脏、肾脏、心脏、肚等。海带富含铁，其含铁量比猪肝高6倍。紫菜、黄豆、菠菜、芹菜、油菜、番茄、杏、枣、橘子、菠萝等均富含铁。

(2) 蛋白质是构成血红蛋白的重要原料，可多食含蛋白质丰富的食物，如牛奶、鱼类、蛋类、黄豆及豆制品等。

(3) B族维生素(维生素 B_{12}、叶酸)是制造红细胞必需的物质，动物肝脏和瘦肉中含量较多，绿叶蔬菜等也含有叶酸，可多食用。

(4) 维生素C可促进铁质的吸收和利用。铁元素从3价铁还原成2价铁才能被人体吸收。在酸性环境中，3价铁易还原为易溶于水的2价铁。老年人缺乏胃酸，铁吸收受阻。吃富含维生素C的食物，尤其是绿色蔬菜和酸性较高的蔬菜，如番茄、酸枣、苜蓿、酸黄瓜、酸菜、酸山楂等可促进铁吸收。

2. 注重食物结构与配餐　避免每天总是吃同样食物。食物过于单调，不仅易出现厌食，还会致某些维生素缺乏，加重贫血。

主食和副食应尽量采用多样化食品。制作菜肴时，还要常变换花样，如主食除了米、面以外，可调剂一些豆类、小米、玉米等。副食如瘦肉、鱼、虾、动物内脏、豆制品、各种绿叶蔬菜等，应经常变换花样食用。这样不仅能刺激食欲，而且能使食物之间的营养素互相取长补短，有利于纠正贫血。

3. 讲究烹调，增进食欲　注重饮食色、香、味、形，以引起食欲，也可促进胃酸分泌。

还要把饭菜做软、做烂，以利消化。消化力很差、牙齿脱落或患有慢性胃病的老人，可食用肉末、肝泥、菜泥、菜末、蒸蛋羹，常吃豆腐、豆腐脑等，但不宜吃辛辣、寒凉的食物。

4. 不嗜饮浓茶　特别是饭后，不要立即饮茶。因为茶叶中的鞣酸与铁结合可影响铁吸收而加重贫血。

5. 可选用滋阴补血食疗药膳　家庭常用的有猪肝菠菜汤、当归党参炖鸡汤、猪肉枣蛋汤、人参红枣阿胶汤、木耳红枣汤和首乌粥等。

第二章　适当运动　少坐多走

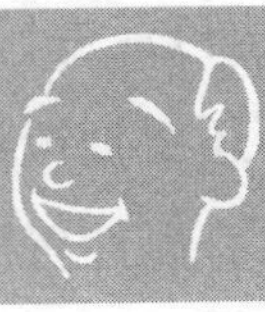

万物互联的世界，身体活动缺乏成为人类通病，身体活动量不足被视为公众健康的重大威胁。有31%的人缺乏身体活动，坐以待病是全球第四大死亡风险因素，每年约320万例死亡与身体活动量不足有关。

随着经济的提升和人们依赖科技进步成果，越来越多的人把体育锻炼从日常生活中赶了出去。空闲时间参与身体活动不足；工作和家庭生活久坐不动的行为越来越多；更多使用“被动”交通方式，也导致身体活动减少等。

其实，在社区中增加锻炼并不难，只需要步行到商店，或与家人、朋友在外面散步等都可以。要求人们每周150分钟中等强度的身体活动，只要能活动就行。即使达不到每周150分钟，少做也比不做强。

第一节　身体活动与健康

运动不足会造成能量摄入大于能量消耗，这是导致超重和肥胖的主要原因，并非某种单一食物所导致。据中国慢性病及危险因素监测显示，目前，成年人的经常锻炼率仅为11.9%，其中青壮年经常锻炼的人数比例更低。

世界卫生组织将缺乏身体活动定为全球第四大死亡风险因素。相关数据显示，其风险水平与高血糖相同，仅次于高血压和烟草使用。

防治慢性病主要还是控制体重，要从吃和动上做。少一口，多一步，保持吃动平衡。

健康生活方式贵在坚持，自己能坚持下来的运动就是意识到健康生活的意义。

一、身体活动与运动锻炼

身体活动是任何由骨骼肌肉消耗能量所产生的身体动作。包括日常生活、家庭和社区休闲活动、交通往来（如步行或骑车）、职业活动、家务劳动、玩耍、做游戏、体育运动或有计划的锻炼等。

运动锻炼要做到有计划性、重复性、目的性与系统性的身体活动，其目的在于增进或维持身体素质多个方面。而身体活动包括运动锻炼及身体动作的其他活动，作为游戏、工作、出行（不使用机动车）、家务和娱乐活动的一部分。

身体活动与运动锻炼对于健康都很重要。如能在身体活动基础上增加运动锻炼，或在运动锻炼之余增加身体活动，对于增强体质，提升健康活力，都大有裨益。

常有人问，做家务算不算运动锻炼身体？其实，做家务是一项很好的有氧运动。心情愉快地做家务是身体和精神的全面运动，还可以增进家人间感情。家务劳动，如做饭、拖地板等也是有一定强度的身体活动。

老年人的活动方式应简便自然，动作要舒缓。现在很多运动已融入了生活，如上午的锻炼，晚间的散步，平时的遛狗、买菜、做饭、拖地板……当所有这些都成为生活习惯，长期坚持就成了自然的身体活动。

二、规律和适量的身体活动促进健康

随着年龄增长，老年人的骨骼、肌肉、消化、呼吸、心血管、中枢神经等功能逐渐衰退。老年人进行适量的身体活动能使某些已经丧失的功能得到改善，康复身体、延长寿命。常年进行适宜的运动或劳动，是保持青春活力、延年益寿的一剂良方。

(1) 改善血液循环和心、肺功能。

(2) 促进食欲，通畅大便，防止便秘。

(3) 改善神经功能，减少紧张和忧虑，有利睡眠。

(4) 改善肌肉和关节血循环，光照合成维生素 D，延缓骨质疏松预防跌倒。

(5) 延缓老年人体力、智力和各器官功能的衰退。

(6) 多参加户外活动，维持健康体重，可预防肥胖和高血压、高脂血症、糖尿病等慢性病。

(7) 可有效提高机体的免疫功能。

三、运动是良医

运动对疾病的治疗作用，确立于 20 世纪的 60 年代。随着研究的深入，在医疗发达的今天，运动疗法已被强化作为防病、

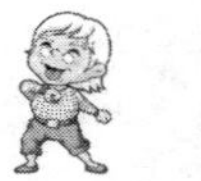

治病的基础，体现在一二级预防，临床治疗和疾病管理中。

“管住嘴，放开腿”是医师对高血压、高脂血症、糖尿病及肥胖患者常用的医嘱。大量研究表明，运动确实可以“通经活血”。运动可以明显改善高血压，降低舒张压；降低甘油三酯，提升好胆固醇（高密度脂蛋白），加速血液循环，降低血液黏滞度；可以提高心肌的兴奋性，使心肌收缩力增强，冠状动脉扩张，血流改善，提高心肌利用氧的能力，从而加强心脏的功能；可以促进胃肠道蠕动，改善胃肠道功能，治疗便秘；能够平衡饮食摄入，巩固糖尿病治疗。另一方面，运动还可能治疗骨质疏松，调节生活节律，治疗神经衰弱、缓解精神压力等。

四、保持健康需要的最低运动量

2010 年，WHO 公布保持健康需要的最低运动量为：65 岁及以上老年人每周至少进行 150 分钟中等强度的有氧身体活动，或每周至少进行 75 分钟高强度有氧身体活动。活动能力较差的老年人，每周至少 3 天进行增强平衡能力和预防跌倒的活动；每周至少 2 天进行大肌群参与的增强肌肉力量的活动。

五、身体活动多少对老年人健康的影响

身体活动较多的老年人，与身体活动较少的相比较，有以下明显的差异。

（1）冠心病、高血压、卒中、2 型糖尿病、结肠癌、乳腺癌的患病率和病死率均较低。能更有利于预防心血管疾病和 2 型糖尿病，更有利于增进骨骼健康。

(2) 具有较高水平的心、肺功能和较强的肌肉力量，有更健康的体重和活动功能。

(3) 有较高水平的功能性健康，有较低的跌倒、骨折风险和更好的认知功能。

(4) 发生中等程度和严重的运动功能受限或社会交往能力受限的风险降低。

六、体力活动与饮食能量要平衡，保持适宜体重

如今，人们的饮食营养能量增加与身体活动消耗减少并存。饮食能量与体力活动是影响体重的 2 个主要因素。食物提供人体能量，体力活动消耗能量。如果进食量过大而活动量不足，多余的能量就会在体内以脂肪的形式积存，即增加体重，久之发胖；相反，若食量不足，劳动或运动量过大，可由于能量不足引起消瘦，造成老年人贫血与营养不良。但老年人血管弹性减低，血流阻力增加，心、脑血管功能减退，故活动不宜过量。

第二节　老年人怎样进行身体活动

为增进心、肺、肌肉、骨骼和关节健康，延缓衰老，降低跌倒发生骨折的风险；调节心理平衡，减慢认知能力退化，提高生活自理能力和生活质量；预防慢性病，老年人要增加身体活动，并多在户外运动。

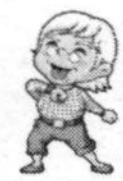

一、适合老年人身体活动的项目

根据老年人的生理特点，适合的耐力性锻炼项目有：步行、慢跑、游泳、跳舞、打太极拳、打乒乓球、打门球和保龄球等。

走路是最好的运动。天天散步，对于改善老年人的心、肺功能，延缓下肢关节退行性变化有积极作用。

做体操和跳舞的动作可简可繁，运动量容易调整。常坚持做体操和跳舞可养成良好体姿，维持神经、肌肉的协调能力。

二、老年人身体活动要坚持4项原则

1. 安全　安全是老年人身体活动的前提。由于老年人的体力和协调功能衰退，对外界的适应能力下降，运动时，要避免有危险性的项目和动作，运动强度、幅度不能太大。

要选择强度较小、节奏较慢的休闲活动项目，如打太极拳、做健身操、散步、慢跑等；有一定强度的家务劳动，如做饭、拖地板等，以及运动量很小，但有益身心的体育娱乐项目，如钓鱼、下棋等。

不宜做负重憋气，过分用力，头部旋转、摇晃的运动，尤其是对患有动脉粥样硬化和高血压的老年人，更应避免进行此类活动。

憋气时，因胸腔压力增高，回心血量和脑供血减少；憋气完毕后，回心血量骤增，血压升高，易发生心、脑血管意外。头部旋转、摇晃可使血液过多流向头部。当恢复正常体位、血液快速流向躯干和下肢时，会造成脑部缺血，出现两眼发黑、站立不稳等，常容易摔倒。

2. 全面　老年人应尽量选择多种运动和能活动全身的项目，使多种关节、肌肉群和身体多个部位受到锻炼。

注意上、下肢各个关节和各个肌群协调运动，身体左右侧对称运动，眼、耳、鼻、舌、齿也应经常运动。另外，老年人还应进行一些力量训练，如老年女性做哑铃操，老年男性练拉力器等。

3. 适度　老年人进行健康锻炼定要量力而行，运动强度以轻微出汗、自我感觉舒适为度。

应根据自己的生理特点和健康状况，选择适当的运动强度、时间和频率。最好坚持每天锻炼，每周3～5次。每天户外活动半小时，最好1小时。

活动方式应简便自然，动作要舒缓。锻炼要循序渐进，运动量由小到大，逐渐增加。不要急于求成。

4. 循序渐进　古代导引养生强调“小劳适度”健身原则，酸加、疼减、麻不练。要达到微微出汗和“小劳适度”锻炼效果，需要循序渐进积累过程。

（1）酸胀：锻炼后身体有酸胀感觉，提示应适当增加锻炼强度和频次。

酸胀其实是乳酸在作怪。乳酸是运动过程中肌肉代谢的产物。在运动中，肌肉积累乳酸，令身体产生酸胀感。很多人往往因酸胀感而放弃锻炼，其实这时加点运动量，恰恰可以有效促进乳酸分解，利于身体恢复。

（2）痛减：锻炼时或者锻炼后，身体某部位产生疼痛感，这时要减少练习次数或减小动作幅度，以免加剧疼痛。

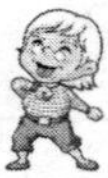

疼痛不是乳酸积聚的酸胀痛，而是细小肌肉纤维或韧带出现轻微损伤的疼痛。这时，适当调节可很快恢复，如越痛越练，就会造成大块肌肉或整条韧带损伤。

(3) 麻不练：锻炼后身体某部位有发麻的感觉，这时就要休息了。“麻”是身体发出的最后保护信号，是在告诉我们，发麻部位已经丧失部分感觉和运动功能，再练容易产生伤病。

三、老年人的身体活动量

(一) 活动量因个体差异较大，应量力而行

对于体质好的老年人，可适当增加运动强度，提倡“宁走不站，宁站不坐”，以获得更多的健康效益。

(1) 老年人应保证每周 150 分钟中等强度有氧身体活动，或每周 75 分钟高强度有氧身体活动，或中等和高强度 2 种活动相当量组合的有氧身体活动。

(2) 有氧活动每次应该至少持续 10 分钟。

(3) 活动能力较差的老年人每周至少应有 3 天进行增强平衡能力和预防跌倒的活动。

(4) 由于健康原因不能完成活动量，应在能力和条件允许范围内尽量多活动。

(5) 可有多种方法累计达到每周 150 分钟身体活动的目标。如一周内多次(每次至少 10 分钟)较短时间身体活动累计。如每周 10 次，每次 15 分钟中等强度身体活动达标。

(6) 缺乏体力活动或因疾病活动受限的老年人，从“不活动”变为“有一些活动”时，将会获得额外健康效益。

(二) 中等强度运动量化计算和自我评判标准

1. 运动强度量化计算

(1) 为简化起见,可用“千步当量”计算身体活动量。1个千步当量相当于普通人中等速度(4千米/小时)步行15分钟(约1千米,能量消耗约0.5千卡/千克体重,1千卡=4.2千焦)。

(2) 比如慢跑3分钟、打羽毛球7分钟、中速爬山8分钟、拖地板8分钟、洗盘子15分钟、整理床铺20分钟等,各自都相当于1个千步当量。

(3) 健康老年人每天身体活动量应达到6～10千步当量,是指每天各种身体活动的总量。例如,某天中速步行30分钟(2个千步当量)、拖地板12分钟(1.5个千步当量)、站立10分钟(0.5个千步当量)。那么,他的身体活动量合计为2+1.5+0.5=4个千步当量。

2. 自我评判

(1) 步行速度:每分钟120步左右。

(2) 主观感觉:运动中心跳加快、微微出汗、感觉不太累。

(3) 客观表现:运动中呼吸频率加快、微微喘气,但尚可与人交谈。

(4) 心率增速:有氧运动的心率以不超过“170－年龄”为宜。

锻炼所引起的呼吸和心跳加快,应以休息约10分钟恢复正常或接近正常为宜。否则,可能运动强度过大。

3. 保持适度和恒久

(1) 中等强度的运动开始时,可先设定一个低水平目标,如每天15～20分钟轻度活动。随着体质增强，锻炼强度可逐渐增加到每周150分钟或以上（每天30分钟左右，每周5天）的运动。

(2) 不能连续2天不运动，否则锻炼效果会大打折扣。习惯了就可发现锻炼不是一种负担，而是一种享受。就这样自然而然养成了运动锻炼健康生活方式。

第三节　久坐少动后患无穷

WHO报告，久坐的危害仅次于吸烟，每年有200多万人因长时间坐着不动而死亡。因此，久坐被列为十大致死、致病“杀手”之一。报告还预计，到2020年，全球将有70％的疾病是因坐得太久、缺乏运动引起。

调查显示，目前，国内有43％的人每天在办公室至少坐8个小时，却很少有人主动休息，只有31％的人偶尔伸伸懒腰；27％的人走出办公室散步；超过30％的人在休息时选择了玩电脑游戏、上休闲网站。

“傻坐”是现代人的生活常态，开车、上班、开会、上网、吃饭、休闲、娱乐等，都“傻傻”坐着。工作繁忙，回家就喜欢窝在沙发里，看电视、打牌、上网等“傻坐”的“沙发土豆”型生活享受。

中老年人久坐少动会加快人体组织老化，脏器功能衰退，心、肺功能降低，增加老年性骨质疏松和肌肉萎缩少肌症风险。

一、静坐有害

（1）中医经典《黄帝内经・素问》中提到五劳所伤，即“久视伤血，久卧伤气，久坐伤肉，久立伤骨，久行伤筋”，是古代医家对肢体的持续运动状态、长期静坐不动而致劳损的总结。

（2）运动研究者发现，暴饮暴食后，“主动行走，结果没有变胖”。而且他们并没有冲进健身房锻炼，只是从沙发上蹦起来出去跑步，或者起身走动，只是多走了几步路而已。

（3）造成危害的是静态本身（不包括睡觉，睡眠对健康有益）。其他形式的静态或许有和看电视一样的危害，无论是长篇阅读，还是静坐在办公桌前。

（4）“坐如钟”对人体健康危害不小。“静态研究”发现，各种静态，尤其是静坐不动，对于人的健康危害非常大。这听起来似乎老生常谈，但关键在于：静态对于健康的危害，就算坚持锻炼也不会消除。光顾健身房并不代表可以在一天里剩下的时间坐着不动。

研究结果触发行走冲动，以至于研究者决定把一天的大多数时间用来站立或者行走。

二、久坐减寿

（1）坐的时间长了会“坐以待病”，“椅子病”已成为很多人挥之不去的“雾霾”。久坐 1 小时的危害约等于吸 2 根烟，也就是减寿 22 分钟。久坐易促发老年衰弱，是增加老年人阿尔茨海默病的危险因素。

（2）人体一旦缺乏活动会使新陈代谢减低，促使脂肪堆积，诱发肥胖及一系列慢性病，如高血压，心、脑血管病，糖尿病，癌症和骨关节病等。

（3）饭后就在椅子上一坐会使血糖升高，这时稍微站立动动就能减去一般的高血糖风险。这是有效、简易的步行减肥法，无须再去健身房。因此，不少公司和学校鼓励学生和员工从椅子上站起来。

（4）运动研究团队分析了 123 000 名中年人 14 年来的健康数据。比较每天静坐不低于 6 小时和不超过 3 小时的人的死亡率，并综合考虑饮食等因素的影响。研究结论表明，在沙发久坐的女性死亡率高 37%；久坐男性死亡率高 17%。每天坐上几个小时的人，就算每天锻炼 45～60 分钟，死亡率也仍然比别人高。研究者把这些人称为“活跃的沙发土豆”。

（5）另一项研究分析 8 800 名看电视习惯的计算表明，25 岁以上成人每多看 1 小时电视，平均寿命就减少 22 分钟。换句话说，每天看电视 6 小时的人，平均比不看电视的人早死 5 年。

还有许多研究也得出了相似结论，认为久坐应当作为身体活动和健康的一个独立因素考虑。

三、“瑜不掩瑕”

（1）长时间伏案工作，或者坐在沙发上看电视，会让预期寿命大打折扣，哪怕每天都在坚持锻炼。久坐数小时不动会对健康造成的风险是无法弥补的。就像你不可能通过周末跑上 10 000米来弥补每天抽的 20 支烟一样，剧烈运动锻炼也不可能抵消连看几小时电视的危害。

(2) 这里的“动”强调分散在坐着的每个时段，如果整天坐着少动，晚上锻炼 2 小时依然难敌久坐的危害。“坐”则强调连续时间不要一坐几小时半天。

(3) 简单走动几步路的健康效应超出你的想象。静坐不走动不能超过 1 小时。养成坐着每小时起身活动肢体走走路几分钟也好。

四、久坐不动比跑步更损膝关节

(1) 膝关节损伤，常见于体育运动中的接触性或非接触性损伤，包括膝关节半月板损伤、膝关节韧带损伤(两者常合并发生)、髌骨脱位肌腱断裂等一系列损伤性疾病。

(2) 2017 年 6 月，美国《骨科与运动物理治疗杂志》报道，健身跑步者的关节炎发生率为 3.5%，而久坐不动人群的关节炎发生率为 10.2%。

(3) 看到这个数据，你也许会颇感意外。大家都知道肥胖举重和跑步下楼、爬山等运动会增加膝关节磨损，真没想到常常坐着不动或少动也会引起膝关节损伤。

(4) 每天坐着刷微信、看电视、吃饭、看报、打牌……这一天下来，似乎感觉身体很放松，但久而久之，关节就会像生了锈的机器轴承一样僵硬。

(5) 膝骨关节炎也是我国中老年人的常见病之一，总患病率高达 16%。随年龄增长而升高，在 50 岁以上人群中，膝骨关节炎患病率正在成倍增长。

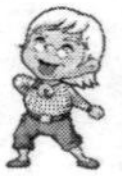

五、下肢静脉血栓

1. 指静脉血液在下肢深静脉血管内凝结

（1）下肢静脉血栓形成的3个诱因：①下肢静态，久坐长卧少动。②下肢血流淤滞，血液失水浓缩，血黏度增高，高凝状态高血糖、高血脂等。③下肢血液回流不畅，局部绷带包扎、石膏固定或跷二郎腿等。

（2）常见于产后、外科手术、长期卧床等，且年龄较大者。

（3）静脉血管腔内有静脉瓣膜，只许血液由下往上单向流动而不倒回。由于老年人，尤其不常运动、走路者，静脉瓣功能差而下肢易水肿或静脉曲张血流淤滞，加上小腿肌肉老化，收缩活力衰退，而对下肢静脉挤压推动力减弱，容易引发下肢深静脉血栓。

（4）长时间坐飞机，座位空间狭小，活动较少，加上客舱内相对湿度低、气压低，乘客体内水分易散失，致使血液变稠，易形成腿部血栓。

2. 老年病出现在年轻人身上　主要是长时间坐在电脑前的办公人员和终日沉迷在网络游戏的年轻人。随着电脑和网络的普及，由于青少年长时间久坐玩手机、上网打游戏、盘腿打麻将、高考复习冲刺等，使下肢静脉血栓的发病越来越呈现年轻化的趋势。由于下肢远离心脏，长时间坐在电脑前保持不动的姿态，下肢静脉血液回流减慢，易产生血液淤滞，甚至处于几乎静止状态，因而容易诱发静脉血栓形成，这也就是年轻人久坐电脑前会突发疾病的原因所在。

年轻人最常见的下肢深静脉血栓症包括：①“电脑血栓症”，主要原因是长时间上网。②“经济舱综合征”，主要原因是坐在飞机狭窄空间中、腿部长时间得不到舒展。③“轿车血栓症”，主要原因是腿部长时间保持一种姿势。总结下来都是一个原因，即“长时间保持一种姿势，腿部血液循环不畅通”所导致。

一些下肢静脉血栓可能会随时脱落，造成肺栓塞。若大块血栓脱落所致急性肺栓塞梗死可引发猝死。

六、久坐不动真会要命

久坐或长卧后，突然起身下床走动，易一触即发急性肺栓塞、梗死，酿成悲剧。祸在肺，根在腿。

（1）下肢静脉血汇入下腔静脉，回流右心后，改换门庭成为肺动脉系统。下肢静脉形成血栓栓子顺血流进入右心，心搏动力充足，把宽畅的右心腔的血块栓子射入细长的肺动脉血管，极易堵塞引发急性肺栓塞、肺梗死。

（2）大多在人体由久坐起身，或长卧下床走动跨出第一步时，小腿肌肉收缩舒张如同扣响扳机一触即发，没粘上、长好的血栓脱落，并顺血流由下往上射中肺脏。于是，在起身走下飞机或下床走向洗手间的一刹那酿成急性肺栓塞和梗死悲剧。

（3）长期久坐电脑前工作，或长时间坐飞机、汽车、火车者，尤其超过 4 小时时，都应每 2～3 小时站起来运动一下，有意识地活动下肢，做下蹲等动作，加快下肢血液流动。长期卧床者，可经常按摩下肢促进血液循环。长途旅行时，应多饮水，以稀释血液黏稠度。

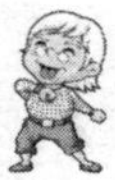

第四节　少坐多动健步走

走路是最适合老年人的身体活动。人体肌肉一直处于生长,衰竭的循环中。年轻人的肌肉成长过程平衡性保持良好。但是,30 岁以后,肌肉的衰竭速度大于生长速度。过了 40 岁,人体肌肉开始以每年 0.5%～2%的速度减少。

经常走动锻炼有助于延缓肌肉老化,走路至少可运动 50%的肌肉,有助于保持肌肉总量,预防老年少肌症和骨质疏松症。

一、走路是世界上最好的运动

“走路”可以打开健康大门。当运动逐渐成为奢侈,“走路”作为一项时尚运动,正慢慢流行起来。

(一) 坚持规律步行的健康功效

生命在于活动,绝对的静止就是死亡。走路是人生踏上社会必学的第一步,由此走路成了人生的常态。

走路是利于健康的最基本身体活动,也是世上最好的健身运动。美国史塔曼博士在《走路！不要跑步》一书中说:“行走健身要求迈大步,速度较快,双臂摆动,抬头挺胸。不要以为健步行走就是简单的下肢运动,规律走路的健康功效超出想象。”

1. 健步行走不是简单的下肢运动　已有许多研究证实,规律的健步行走可有效锻炼身体各部位。

(1) 头脑:促使脑部释放内啡肽,使心情愉悦。

（2）肺部：增加肺活量，降低嗜烟者对吸烟的渴望。

（3）背部：加强背肌力量，且对背部伤害较小。

（4）腿脚：行走相当于对骨骼进行力量训练，能明显增强腿、脚的骨骼和肌肉力量。

2. 有利于慢性疾病预防和疗效

（1）一周步行 3 个小时以上，心血管疾病的再发病率可降低 35%～40%。

（2）一周步行 3 天，每次步行 45 分钟以上，可以预防老年痴呆。

（3）一周步行 7 小时以上，可以降低 20%的乳腺疾病发病率，对 2 型糖尿病有 50%的疗效。

3. 促进人体器官生理功能和身心健康

（1）步行能增强心脏功能，使心脏搏动慢而有力。

（2）步行能增强血管弹性，减少血管破裂的可能性。

（3）步行能增强肌肉力量，强健腿足、筋骨，并能使关节灵活，促进人体血液循环和新陈代谢。

（4）步行可增强消化腺分泌功能，促进胃肠有规律地蠕动，增加食欲，对于防治高血压、糖尿病、肥胖症、习惯性便秘等症都有良好的作用。

（5）户外空气新鲜，步行可令大脑思维活动变得清晰、灵活，可有效消除脑力疲劳，提高学习和工作效率。据有关专家测试，每周步行 3 次，每次 1 小时，连续坚持 4 个月者，与不喜欢运动的人相比，前者反应敏锐，视觉与记忆力均占优势。

（6）步行是一种静中有动、动中有静的健身方式，可以缓解神经肌肉紧张。据专家测定，当烦躁、焦虑的情绪涌向心头时，以轻快的步伐散步 15 分钟左右，即可缓解紧张，稳定情绪。

(7) 坚持定时步行，会消除心脏缺血性症状或降低血压，使人体消除疲劳，精神愉快，缓解心悸。

(8) 步行可减少甘油三酯和胆固醇在动脉壁上的聚积，也能减少血糖转化成甘油三酯的机会。

(9) 步行能减少人体腹部脂肪的积聚，保持人体的形体美。

(10) 步行能减少血凝块的形成，减少心肌梗死的可能性。

(11) 步行能减少激素及过多的肾上腺素的产生，过多的肾上腺素会引起动脉血管疾病。

(12) 步行还可以保护环境，消除废气污染，强健身体，提高身体免疫力，减少疾病，延年益寿。

(二) 小腿是人体“第二心脏”

(1) 人体用水泵原理供应血液的脏器就是心脏。左心肌肉收缩舒张通过动脉把血液供应全身。心脏和动脉组合巧妙地互动，无论心脏收缩舒张，动脉的顺应扩张和回缩保证输送血液勇往直前继续流动。而且，静脉血管有防止血液倒流的静脉瓣保证血液继续向上不下流。

(2) 血液经左心脏输送时，虽然小腿离心脏最远，但是因地球引力，血液可轻松地流到腿部；但同样因地球引力作用，从下肢通过静脉血液往上返回右心就不那么轻松。

(3) 小腿肌肉收缩舒张通过水泵原理挤压下肢静脉促进血液返回右心循环。其实，人体“第二心脏”是小腿。而且，小腿肌肉发达成心脏模样。不得不说，这其中暗藏着深刻的寓意。

（4）显然，没有对下肢静脉挤压推动远端血液回流右心，则左心输送到下肢的动脉血液只能有去无回，也就无完整的人体动静脉血液循环。

人体“第二心脏”的誉称，小腿受之无愧。

（三）走路可让“第二心脏”跳动

当人体站立时，50％的血液集中在下半身。人体肌肉与血管伴行。每走一步，可挤压人体50％的血管，步行成为最简单的“血管体操”。每走一步可推动人体50％的血液有效地流动起来。人体行走过程，下肢足筋腱重复着伸展和收缩的动作。同时，小腿肌肉也顺应伸展和收缩。小腿肌肉的伸展和收缩起到水泵作用，把左心通过动脉流到下肢的血液，经静脉又送回到右心。走路不仅为了移动或有氧运动，而且对血液循环起重要作用。因为，走路可以让“第二心脏”“跳动”。

（四）健步走

走路是生活中最平常的身体活动，也是适合老年人最简易可行健康功效良好的有氧运动项目。有氧运动的特点就是运动时血氧供需能保持平衡，好比是燃料供应正好充足，发动机心脏能在平衡稳定状态下工作。简单地说，强度低、有节奏、不中断、持续时间较长的运动都是有氧运动，快走、慢跑、游泳、骑自行车等，一般都属于有氧运动。

1. 运动强度　步行是一种有氧运动，需要达到一定强度，才是科学运动。不少老年人每天花时间运动，却一点汗不出；还有些中年人，每天在家里忙来忙去，一看手机“走”1 万多步。其实并没达到应有的强度，做了无用功。

有人说 6 000 步不难，遛个狗、买个菜、吃个饭、上个厕所，就能走不少路呢。但其实，日常溜达不算有氧运动。真正有效的步数，要达到中等强度运动量。

2. 足够运动时间　每周 3～5 天，每天累计 30 分钟，每次 10 分钟才有效，单次走路少于 10 分钟则属无效运动。

3. 走多少　我国目前的健康建议是，成年人每天应累计进行相当于步行 6 000 步的中等强度身体活动。

要注意的是，计步器可误把“振动”当走动，坐一天车，可“颠”出 1 万步。真正的有效运动是刻意、主动走路。重要的是，最终步数是身体走的，别以为动辄万步其实是手机震动步数而非腿脚走动步数。

4. 健步走，走健步　分段循序渐进，不求一步到位。毕竟能走出“久坐”的习惯，就已经是突破性进步了。有关节问题的、没有运动基础和体能较差的中老年朋友，不要盲目地每天花好几小时去刷步数。

第三章　衰老慢病　共度半生

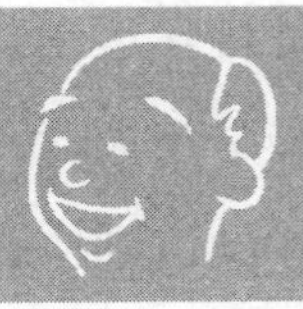

第一节 基于衰老的老年疾病

进入老年期，人体组织结构进一步老化，各器官功能逐步衰退，抵抗力逐步减弱，故容易患病，从而导致老年病的发病率上升。随着我国老龄化进程的加快，老年病的发病率呈逐年上升的趋势，致残率和致死率也逐渐上升。

老年病又称老年疾病，是指人在老年期所患的与衰老有关的，并且有自身特点的疾病。

一、人体组织器官老化和生理功能衰退

随着年龄增长，人体老化改变称增龄性变化，这种变化体现在身体组织细胞生命活力老化改变和脏器功能的衰退，总称为衰老。

(一) 人体增龄性衰老变化

(1) 生、老、病、死是人生必经的过程，人体皮肤从出生就老

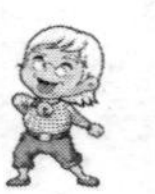

化，大脑、肺脏在20岁时就开始老化。而立之年30岁一过，老化进程提速，年龄越大、衰退越快，到70岁时，生理功能仅剩35%。

（2）人的大脑神经细胞出生后不再分裂，也不会再生。脑细胞从出生时1 000亿个左右。20岁起，开始逐年下降。到40岁，神经细胞数量以每天1万个的速度递减；无论男女，生育能力从35岁开始衰退。女性20～25岁每年排卵10～12次，40岁后每年7～8次，5年后再减至1～2次，直到停经。

（3）骨骼：35岁开始老化。35岁以后，骨质开始流失，进入自然老化过程。女性于35岁后每年以1%速度降低骨密度；更年期后以5%～6%速度流失骨质。

（4）心脏：40岁开始老化。血管老化，人也就老化。随着岁月的流逝，身体日益变老，血管逐渐失去弹性，出现动脉粥样硬化，心脏向全身输送血液的效率也逐渐降低，而引发种种病变。

（二）人的重要脏器老化开始时间

见表3-1。

表3-1　10组年龄20个器官老化开始时间

时间(岁)	老化器官	时间(岁)	老化器官
20	大脑、肺	50	肾脏、前列腺
25	皮肤	55	肠
30	肌肉、头发	60	舌、鼻
35	乳房、骨骼、性器官	65	喉、膀胱
40	眼睛、心脏、牙齿	70	肝脏

人到老年，增龄性老化改变难免。心、肺、肝、肾功能尚好，血压、血糖、血脂等指标控制在达标范围内，仍然可称为是个健康老年人。

(三) 老年人生 3 段式

一个人从 65 岁步入老年到逝去，还有漫长的二三十年。这几十年大致可分为 3 个阶段。

(1) 第一个阶段：65～74 岁，早老年。大多数老年人躯体功能良好，生活完全自理，能够积极参与社会及社交活动。

(2) 第二个阶段：75～84 岁，中老年。很多老年人躯体功能开始受损，日常生活需要拐杖、助步器、助听器等辅助设施，生活难以全部自理。

(3) 第三个阶段：是 85 岁以上高龄老年人。很多老年人躯体功能大部分丧失，有些老年人甚至长期卧床，失去了生活品质。

老年人躯体功能由盛转衰是正常的生理过程。老年医学的目标是尽可能维持老年人的躯体和认知功能，维持他们的生活品质。老年人的目标是：过得好、活得长、病得晚、死得安。要让自己的生物学年龄超过生理学年龄。例如，生物学年龄，即真实年龄 80 岁，但整体状态、生理学年龄停留在 70 岁。

二、老年人易患的疾病

显然，人到老年的增龄性改变，是人体的组织细胞和器官功能自然而然又必然的生理过程或现象。由此可见，就本质而言，

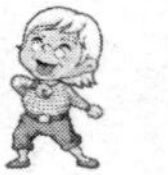

人的衰老本身不是病，而基于衰老诱发、伴发、合并和并发的各种疾病统称为老年期疾病，简称老年病。

老年人患病不仅比年轻人多，而且有其特点，主要是因为人进入老年期后，人体组织结构进一步老化，各器官功能逐步出现障碍，身体抵抗力逐步减弱，活动能力降低，以及协同功能减退丧失。

（1）衰老诱发老年特有的疾病：与衰老退化变性有关的疾病随着年龄的增长而增多，并带有老年人的特征。例如，老年性痴呆（阿尔兹海默症）、老年性精神病、老年性耳聋、老年性白内障和老年性前列腺肥大等。

（2）衰老伴发的慢性疾病：这类疾病既可在老年前期发生，也可能在老年期发生，但以老年期更为常见或变得更为严重。它与老年人的病理性老化，免疫功能下降，长期劳损或青中年时期患病使体质下降有关。例如，高血压病、冠心病、糖尿病、恶性肿瘤、痛风、震颤麻痹、骨关节病、慢性支气管炎、肺气肿、肺源性心脏病、骨质疏松症、高脂血症和颈椎病等。

（3）衰老合并青、中、老年皆可发生的疾病：这类疾病在各年龄层都可发生，但同样的病变，发生在老年人身上则有其特殊性。例如，各年龄都可能发生肺炎，在老年人则具有症状不典型、病情较严重的特点。又如，青、中、老年皆可发生消化性溃疡，但老年人易发生并发症消化道出血或发生癌变。

（4）衰老并发的谵妄、抑郁、皮肤瘙痒、睡眠障碍、晕厥和眩晕、跌倒、压疮和疼痛等。

（5）不能忽视的几种常见症或“小病”。常见病症，如感冒、咳嗽、便秘、腹泻、眼花(老视)、耳聋、鼻出血和牙痛等。这些疾病常被认为是“小病”,不被重视。但小病可能是某些大病的前驱症状或诱因,必须引起警惕,早作必要诊治,以免贻误。例如,牙痛虽不是病,但不止是痛剧难忍,各种口腔病菌可从牙齿和牙周病灶侵入身体,促发全身性疾病危重症,如老年肺炎。

三、老年疾病的特点

随着年龄的增长,老年人各种组织细胞器官的结构与功能逐年老化,因而适应力减退,抵抗力下降,发病率增加。老年人是青壮年人的延续,有些老年病是在青壮年时得的,而到老年期表现更为明显。有些老年病不是老年人所特有的疾病,但又与青壮年时期所患疾病有不同的特点。

(1) 老年病的病因往往不十分明确,不利于明确诊断和有效治疗。

(2) 病程长,恢复慢,有时突然恶化,而成为疑难病危重症。

(3) 没有明显的症状与体征,临床表现初期不易察觉,症状出现后又呈多样化,不利及时确诊,积极治疗。

(4) 同一种疾病在不同的老年人身上症状表现差异很大,增加诊治难度。

(5) 一名老年病患者往往同时患几种疾病,病情错综复杂,常合并多脏器功能衰竭。

(6) 目前,在治疗控制病情方面,还缺乏特效方法,预后多不理想。

四、衰老不是病

老年人应该正确面对自己的衰老，别把正常的衰老当成病。当然，也不能把所有病都当作衰老。健康的老年生活是老而少病。

老化不可改变，衰老不可抗拒，医学能做的是让老年人的病少一点。有病没关系，经过治疗不影响生活就可以；一些疾病会导致残疾也没大关系，残而不废，生活无妨就可以。降低老年人的病痛，尽量提高生活质量是老年疾病治疗的宗旨。

1. 与衰老症状和平相处　很多老年人发现前列腺肥大就想做手术。能理解患者心情，想“动刀子”彻底解决尿频、尿急、尿潴留等症状，能够晚上安睡。但实际上，前列腺肥大患者未必都要进行手术。不少老年前列腺肥大的程度并不很严重，主要是个人感觉不好，特别是晚上起夜多，一夜要上五六次洗手间，睡不好觉。前列腺肥大者，口服药物就可明显改善症状。特别是良性前列腺增生，就是器官老化，每天睡觉前吃一片药，就能将夜尿次数降到不影响生活。

总的来说，随着人体的老化，都会出现正常的生理改变。症状轻的可当做是正常衰老，不影响生活就与症状和平共处。

2. 正确对待健康检测数据超标　“三高”（血压、血糖、血脂）只是数字和指标，不是健康实质。只要去除病因，通过饮食调理、适当运动，指标会好转。必要时，辅以相应药物治疗可恢复正常。

把握指标适当正常范围，切勿矫枉过正，指标并非越低越好。须知，适者为健。“三高”确实会危害健康，但有时“三低”更危险。如血脂胆固醇常处于过低状态，易致癌；血糖过低未及时抢救会即刻昏迷危及生命；血压过高易出血危及心、脑血管，血压过低导致缺血可猝发晕厥、昏倒、跌倒、血栓和梗死等，更加危险。

第二节　衰老的亲密伴侣“乐龄癌”

一、生命与癌症关系暧昧

1. 生理性癌与病理性癌

（1）年纪越大，肿瘤恶性程度越低，风险也越低。70 岁前生肿瘤，多为病理性；70 岁后生肿瘤，则多为生理性。

（2）大于 75 岁的死者，生前无肿瘤症状，尸解时 48% 的人生有 1～2 个恶性肿瘤，有的还长得很大。

（3）如 80 岁后病故的人都做尸解，会发现 100% 有肿瘤。

（4）100 岁后，体内会有 3～4 个恶性肿瘤，不影响生活质量。

2. 科学对待癌

（1）健康人每天都产生一定数量的癌细胞，但只要免疫系统健全，这些癌细胞随生随灭，不会聚成癌肿。换而言之，人与癌细胞始终处在动态平衡状态。

（2）不要谈癌色变。肿瘤就是人身上一块肉，一个细胞组织，不要片面当作深恶痛绝的东西来对待。要认识它，不让它出现太早，有效地控制它。

（3）许多高龄人死后，尸体被解剖时发现，他们生前都有癌症，带癌生存多年，但在世时不知患有癌症，更没进行治疗。这些人晚年过得很安静，活得很坦然。

（4）但是，近年来的健康检查有不少人因肿瘤指标高，提心吊胆，睡不好、吃不下，度日如年。其实，健康体检发现肿瘤指标高，应复查几次才能确诊。而且，肿瘤指标异常未必是癌，而癌的肿瘤指标未必都高。

二、老年人易得癌症的原因

（1）随着年龄的增长，人体的免疫功能减弱。因而，从 40 岁起人体对病变的免疫监视作用逐渐降低。免疫功能的减弱有利于肿瘤的发生和发展。

（2）年龄越大，接触致癌因素的机会也越多，而致癌因素对人体带来的影响也就会越来越大，如吸烟的人，吸烟的年限越长，患癌的可能性当然也就增大。

（3）老年人的肺癌、胃癌、前列腺癌、大肠癌、子宫颈癌等，可能起源于早已存在的各种慢性炎症，如慢性气管炎、胃炎和溃疡病、前列腺炎、肠炎、子宫颈炎症等。

（4）发生癌症之前存在一个时间较长的潜伏期。致癌因素作用于人体后，并不是马上就会发病，往往要经过 15～30 年的“致癌潜伏期”，一般为 20 年。如果在 20～30 岁经常接触致癌物，结果要到 40～50 岁以后才发病，这样患癌的年龄就显得大了。

三、癌症是伴随长寿的自然又必然现象

1. 要长寿又不得癌实验　研究发现：人类某些细胞的寿命可以利用基因重组技术进行调节。$p16$ 基因既是抑癌基因，又是细胞衰老的主导基因。

抑制 $p16$ 基因表达，不仅可使细胞寿命延长，衰老程度减轻，而且端粒长度的缩短也在减缓；反之，增强 $p16$ 基因表达，阻止细胞增生和癌肿生长，同时可引发快速衰老。不仅细胞寿命缩短，衰老程度加重，而且端粒长度缩短明显加快。实验结果表明：长寿与抑癌，鱼和熊掌不可兼得。

2. 想长寿，就要接纳肿瘤　衰老和癌症密不可分，就应和谐相处，陪伴终身。不要担心患癌而去调控基因，如为长寿而强行抑癌，有“你”没“我”，那“你”也只能快速衰老。

四、老年肿瘤的特异性

随着人的衰老，老年退行性病变会越来越常见。这也导致老年人的肿瘤和中青年人肿瘤有很多不一样的特点。

(1) 一般，老年人肿瘤发病率较高，但是发展趋势、发展进程比较缓慢，不像年轻人的肿瘤发展那样快。

(2) 老年人新陈代谢比较慢，细胞（包括癌细胞）的代谢也常较慢。年轻的肿瘤患者多表现出一些原发癌的特有症状。而老年肿瘤患者，或由于身体逐渐衰老，或由于伴发其他疾病，往往表现非特异症状，如衰弱、无力、全身痛等，容易被当做一般衰老表现而被忽视。

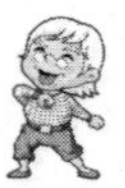

（3）老年肿瘤一旦发现后，说是单纯的、原发的，没有转移的，但事实上这种情况很少见。一般来说，都是伴有其他疾病。有的老年人可能发现癌症时，体内已有好几个肿瘤或已有转移征兆。

（4）老年人无症状的潜伏肿瘤较多。不少老年人生前未发现肿瘤，死后做尸体解剖却发现肿瘤病灶。年龄越大，潜伏肿瘤越多。最常见的潜伏肿瘤有前列腺癌、肾癌、结肠癌、肺癌。老年人出现无症状潜伏肿瘤可能是由于老年人的肿瘤发展缓慢，症状暴露前就已死于心、脑血管疾病或其他老年性疾病。而且，“无症状”也不是绝对的，很可能是肿瘤症状被其他老年性疾病所掩盖。

（5）由于老年性疾病很多，而这些疾病的许多症状与肿瘤表现类似，所以老年人肿瘤容易被误诊为其他非肿瘤性老年性常见病。如骨肿瘤可表现为关节疼痛和骨质疏松，易被误认为老年人退行性关节炎或风湿病；前列腺癌常常有尿频、尿急、排尿困难、尿线变细、夜尿次数多等表现，很像常见的老年男性前列腺肥大。胃肠道肿瘤有消化不良、大便习惯改变等症状，类似胃肠道功能衰退的表现。肺癌早期症状有咳嗽和胸痛，更容易与慢性支气管炎、支气管扩张等肺部常见病混淆。

（6）老年人对肿瘤的警惕性应该更高，最好能定期检查身体，以发现潜在的肿瘤病灶。老年人出现身体不适时，不要简单地认为是衰老或其他疾病引起的，而置之不理，应及时到医院请医师检查治疗，以免耽误病情。

五、老年人的“乐龄癌”

(1) 肿瘤是伴随着衰老而出现的难以避免的退行性病变，一般发展不快。老年人代谢较慢，老年癌代谢也常较慢。

(2) 曾解剖200例老年人尸体，80岁左右老人无一例外地在体内有隐匿性、无症状的肿瘤。预计100～120岁，每个体内有肿瘤3～4个癌并存。

(3) “乐龄”一词，以示晚霞依旧可以灿烂。“乐龄”癌魔并未肆虐，年龄越大，肿瘤的自然发展就越慢，威胁和危害就越小。老年人可带癌生存“和平”共处，老年癌症还能优哉游哉地活很多年。

(4) 老年癌存在隐匿性，无症状，不知情就不会产生恐惧。“乐龄癌”对化疗不敏感。手术、化疗和放疗等，有时对老年人的危害甚至大于癌本身。

(5) 应选择“零毒抑瘤”等无创伤性温和治疗，改善症状和生活质量。毕竟，医学应首先关注“人”，其次才是病。改善生存质量，活得舒服些，才是正道。“过度治疗”无疑是雪上加霜。

第三节　老年衰弱综合征

近年来，老年人已不满足于追求单纯的长寿，而是要高质量地度过晚年时光。然而，除地震、火灾、车祸等灾难和急性病导致死亡之外，老年人死亡的主要原因是老年衰弱综合征，就是人们通常说的“衰老死亡”。

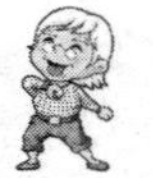

老年人，尤其是高龄老人，常常会出现各种症状，而这些症状并非单一原因，而是多种因素所致，现代老年病学称为老年综合征，诸如认知功能障碍、晕厥、步态不稳、跌倒、疼痛、尿失禁、压疮等。近年来，越来越受到重视的综合征之一就是老年人衰弱综合征。

目前，就这种综合征还没有一个世界公认的定义。大家较为接受的一个定义是，随着年龄的增长，生理、心理功能衰退，并受环境、社会等因素作用，老年人通常出现的智力退化、营养不良、生活不能自理等状态，它与糖尿病、高血压、心脏病、老年痴呆等慢性病息息相关。

定义把衰弱综合征作为临床事件（如残疾、跌倒损伤及死亡）的前驱状态，可帮助诊断老年衰弱综合征，便于采取措施预防不良事件。

一、老年衰弱和衰老

1. 老年衰弱　衰弱是指一组由机体退行性改变和多种慢性疾病引起的机体易损性增加的临床综合征。其核心是老年人的生理储备减少或多项指标异常，外界较小刺激即可引起临床事件发生。

老年衰弱往往是一系列慢性疾病、一次急性事件或严重疾病产生的后果。例如，高龄、跌倒、疼痛、营养不良、肌肉减少症、多病共存、多重用药、活动功能下降、睡眠障碍和焦虑抑郁等均与衰弱相关。也有部分老年人虽没有特异性疾病，但感到疲劳、虚弱和消瘦，这也被归于衰弱范畴。

衰弱是指老年人在神经肌肉、代谢及免疫系统方面的生理储备能力的衰退，从而使老年人对抗应激的能力下降。衰弱的老人可以没有失能和多种疾病，而仅表现为衰弱，但是其发生不良事件的风险显著增加。同时，衰弱不一定是老年人的特有表现，青壮年如果患病，也会表现为衰弱。

2. 衰老 衰老是生物有机体随着时间推移自发产生的一种必然过程，是一种复杂的自然现象，表现为结构的退行性改变和功能衰退，适应性和抵抗力降低。

衰老是人体发生发展的一种自然规律，是任何人都要必然经历的一个阶段，它可能会导致人体的衰弱。从生理学上讲，衰老是从受精卵开始一直发展到老年个体发育史。从病理学上讲，衰老是应激和劳损、损伤和感染、免疫反应衰退、营养失调、代谢障碍，以及疏忽和滥用药物积累的结果。而从社会学角度看，衰老表现为个体对新鲜事物失去兴趣、超脱现实和喜欢怀旧等。

二、衰弱比衰老更可怕

老年衰弱综合征有三大突出表现。

(1) 身体储备能力全方位衰退。出现衰弱综合征的老年人有一个共同的特点，就是身体的储备能力下降。这种储备能力下降是全方位的，包括神经肌肉、代谢及免疫系统等方面的生理储备能力，都呈现出衰退的趋势，进而导致老年人对抗应激的能力下降，这种状态就是衰弱。

(2) 衰弱的老年人就像一艘“纸糊的船”，一有风雨就翻倒。

衰弱的老年人可以没有失能和多种疾病，仅仅表现为衰弱，但他们发生不良事件的风险却会显著增加。比如，衰弱的老年人就像一艘“纸糊的船”，外面看起来似乎没有什么问题，但经受各种应激（如感染、手术、急性病）的能力很差，来了一个大浪，纸糊的小船说翻就翻，说倒就倒。

（3）一个脏器有病，像第一张多米诺骨牌推倒发生连锁反应。例如，医院里经常会遇到原来身体挺好的老年人，就是突然跌倒，然后骨折；骨折后接受手术，然后卧床，之后出现肺部感染、下肢静脉血栓等并发症。很多老年人虽然骨折愈合，但躯体功能经此打击，再也恢复不到跌倒前的体能状态。其中更有不少老年人在此之后长期卧床，生活不能自理，需要人照料，躯体功能进入到残障阶段。

三、老年衰弱综合征的诊断

老年衰弱综合征诊断，常采用 Fried 标准，共有 5 项指标：①不明原因的体重下降（没有主动节食、锻炼或外科手术）。②疲劳感。③无力。④行走速度下降。⑤躯体活动能力降低。

看似健康的老年人，符合以上 5 项标准中的 3 项，即可以判定为老年衰弱综合征；如出现 1～2 条症状，为衰弱综合征前期。

四、老年衰弱综合征的综合预防

理想的老年健康标准是，进入老年（65 岁）后，生理和心理功能保持较好的状态并相对平稳，直到去世前较短时间内才恶化，最好在去世前还具有一定的生理和心理功能。

要达到理想老年健康标准需要综合预防。

(1) 需要家人关心身边的老年人。在没有主动节食、接受手术或发现糖尿病、甲状腺功能异常的情况下，出现不明原因的体重下降伴明显乏力、活动能力下降，尤其是发现老年人情绪低落、兴趣减退时，应引起警惕。一方面，应当进行一些常规的检查，进一步排查器质性疾病（如肿瘤）；另一方面，要筛查是否存在衰弱及抑郁情绪。

识别导致衰弱的可逆性因素（如抑郁、营养不良），并进行干预（营养和运动方案、治疗抑郁和睡眠障碍、合理补充维生素 D_3 等），衰弱能得到不同程度的纠正。

(2) 特别强调，老年人的健康很大程度上掌握在自己手中，每个人要有预防、延缓老年衰弱综合征的意识，培养良好的生活习惯，并要活到老学到老。

(3) 吸烟、酗酒、缺乏锻炼、饮食不合理和生活不规律等不良生活习惯与老年衰弱综合征密切相关。长年吸烟相当于衰老7岁。如果能从年轻时就坚持不吸烟、不酗酒、多锻炼、多吃果蔬，各项生理指标有可能相当于年轻14岁。

第四节　谨防老年吸入性肺炎

一、老年肺炎与老年吸入性肺炎

肺炎是老年人的常见病，其发病率是青年人的10～20倍。80岁以上的老年人中，老年肺炎为第一死因；90岁以上的老年人中，有一半死于老年肺炎。

吸入性肺炎是老年肺炎中一个常见类型，其主要由口腔内容物或胃、食管反流物误吸所引起。

老年人易患脑梗死、老年痴呆、帕金森病等心、脑血管及神经系统疾病，导致意识障碍、吞咽困难等，这些是导致误吸的主要危险因素。其他危险因素包括呕吐、不活动、不能咳嗽，管饲患者进食后，未注意体位或咽喉部受刺激等。老年人吞咽功能下降，反应比较迟钝，刚吃过饭就睡觉，食物反流进入肺部，常发生在睡眠中。

老年肺炎，尤其是老年吸入性肺炎，更是老年人急危重症。老年吸入性肺炎是人体全面老化、重要器官功能减退而全身衰弱基础上，并发呼吸道吸入异物引起疑难危重症肺炎。

由于病情疑难危重而被称为老年终末期肺炎的疾病，其实还是可防难治的老年病。因为肺炎发病的基础是人体老化、功能减退、全身衰弱不可逆转，但是其中间环节呼吸道异物吸入则是可变因素。因此，减少和防止呼吸道异物吸入是关键。

二、预防老年人异物吸入气道

在日常生活中，应重视预防老年人误吸，减少误吸发生，提高生活质量。

误吸是指进食或非进食时，在吞咽过程中有液体或固体食物，甚至包括分泌物，进入声门以下气道。

（1）水、茶等稀薄液体最易导致误吸，一般采用软食、糊状或冻状的黏稠食物。尽量减少食米饭、面包、糕点等难以吞咽的食物，防止吸入米粒、面包碎屑等。

(2) 少量多餐，一般每天5～6餐，每餐小于300毫升。每次半匙，放入食团后可将勺背部轻压舌部一下，刺激吞咽，每次进食一个小食团后，反复吞咽数次，以使食物全部通过咽部，待老人完全咽下后，方可再次进食，避免发生呛咳导致食物误入气管而引起吸入性肺炎。

(3) 在进食时，先吸足气，吞咽前及吞咽时憋住气，吞咽后咳嗽一下，将肺中气体排除，以喷出残留在咽喉部的食物残渣。要注意，咳嗽时不能进食。

(4) 进食时，应采取坐位或半坐卧位，无法坐立需抬高床头至少45°角，缓慢进食。

(5) 为防食管反流，进食后应保持原位0.5～1小时以上。

(6) 如果用杯子饮水，杯中的水至少要保留半杯，因为当杯中的水少于半杯时，低头饮水，这个体位易增加误吸危险。

(7) 用吸管饮水需较复杂口腔肌肉功能，吞咽困难者不应使用吸管饮水。

(8) 卧位时，应采用适当的体位保持呼吸道通畅，一般可采用侧卧位。平卧位时，头偏向一侧，以防止舌后坠和分泌物阻塞呼吸道。有胃食管反流性疾病的老年人尤其需要保持侧卧体位。

(9) 睡眠时，侧卧为宜。吸入性肺炎多发生在睡眠中。睡眠时，吞咽能力下降，咳嗽反射减弱，口腔分泌物流入气管，致病菌便可移居下呼吸道而引起感染。故应养成头稍高的右侧卧位或半卧位睡姿，以利于口腔分泌物流出。睡前漱口，清洁口腔。

（10）进食中不宜说话，防止呛咳。若出现呛咳，应立即停止进食，取侧卧位，鼓励咳嗽、轻扣胸、背部将食物颗粒咳出。

（11）呕吐时，头应偏向一侧，备吸痰器于床旁，随时清除呕吐物，以防吸入气管引起吸入性肺炎。

（12）指导并鼓励有效咳嗽，避免痰液潴留。①尽量取坐位，先几次深呼吸，然后深吸气后保持张口，用力2次短促咳嗽，将痰从深部咳出。②对卧床时间较长，咳嗽无力者，应常协助变换体位。③每次变换体位后，用手掌两手交替叩击背部，以改善局部血液循环和使黏附于气管壁的痰液移动而易咳出。叩击要有节奏，自下向上，边叩边鼓励咳嗽以咳出痰液。注意不要叩在脊柱及肾区。

第四章　悦纳生死　健老善终

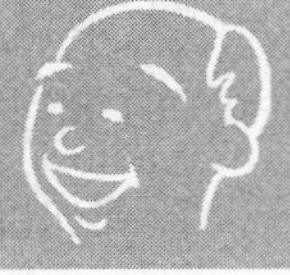

第一节　忧老怕病的恐死情结

人的衰老是自然规律，死亡是生物的必由之路，这是生物进化的自然选择。乐观看待生死，这是自然而必然的事情。每个人都要经历生、老、病、死的过程，无一幸免。

有人说，生活水平好了，想活得长久些，却老得这么快，真让人忧心；也有人说，人体老化还好，“三高”等慢性病看不好，不断根，心烦一辈子；人们常说，人都要死，不怕老死或病死，就怕痛死；还有人说，不怕死去，就怕拖着半死不活，生不如死；更有甚者说，临终还要全身插满管子，受尽折磨，太惨了……

有位老者坦然笑着说：“怕不怕，人人都会死，怕也没用。想通了，真不必怕。”

一、真不必怕，怕什么就来什么

忧愁衰老、怕得慢性病、恐惧死亡，实质都是一个“怕”字。愁肠百结无济于事，始终不能让自己放松下来。心之所至，行之所往。心念引导认知，认知又决定行为。

“怕”的情绪管理有以下 2 种方法。

1. 一个人完全有能力左右自己的心情　许多事实是无法逃避和选择的，人在无法改变不公和不幸的厄运时，要学会接受它、适应它。不要把自己的一切情绪都归于现在的事件、现在的人和现在的关系。

表面上是这些因素决定了爱、恨、情、仇及种种情绪，实际上，导致负面情绪的罪魁祸首是内心对事情的想法和态度，而这是完全可以用积极的心态去改变的。从这个角度上说，我们完全有能力左右自己的心情。

2. 作为一种情绪，“怕”会直接影响认知　“怕”本来是一种正常情绪，这种情绪会促使我们趋利避害。但是，一旦“怕”得过度，情绪超越了一个人的理智判断，那么“怕”就成了这个人的认知与行为的主宰，一切结果就由此而生。

而在这里，结果产生的原因不是事件本身，而是内心由于恐惧而产生的认知和解读。

“怕什么来什么”——一个人最大的敌人，是自己的内心。

二、人体组织器官老化是正常的生理过程

人体老化自然难免，器官功能则可进行代偿训练。延缓身体老化，维护生理功能。寿高而不老，年老而不衰。

1. 健康生活，养成良好习惯，可延缓身体老化进程　生活规律，少波动，不折腾；心态平和，乐观感恩；适度运动，规律锻炼；平衡饮食，不胖不瘦；良好睡眠，戒烟、限酒。

养生保健主旨目标不仅是延年益寿，而更应重在增强生理功能，贵在提高生活质量，能让老年人真正地安度晚年，健康、长寿。这才是积极的健康养生，也是健康养生深层内涵和价值所在，而不单是养生延年、保健益寿。

2. 侧支循环代偿器官功能　代偿性血液侧支循环：血液侧支循环又称为“代偿性循环”，是机体某一局部的主要血管（动脉或静脉）的血流受阻后，该部原有吻合支的血管扩张，形成旁路，使血液迂回地通过这些旁路，恢复了循环的一种循环途径。

（1）有效“侧支血液循环”形成的条件：①原有血管间必须有足够的吻合支。②血管阻塞的速度较缓慢。如血管阻塞发生快，不能充分及时建立。逐渐发生容易建立。③吻合支血管正常。例如，当冠状动脉粥样硬化引起局部心肌缺血时，若吻合支血管也同样有动脉粥样硬化的病变，则侧支循环也不易有效地建立。

充分而有效的侧支循环可使动脉阻塞后局部组织不致遭受供血不足。冠状动脉血液侧支循环常发生于冠状动脉粥样硬化引起的冠状动脉狭窄或继发血栓形成时。此时，原有的冠状动脉分支间吻合支的管腔可以发生扩张和管壁增厚。

（2）冠状动脉血液“侧支循环”的建立，可以有以下 3 个途径：壁内、心腔和心外吻合 3 个侧支循环起着重大的代偿作用。

1）壁内吻合：是主要的“侧支循环”途径。正常时，在同一侧冠状动脉分支间就有吻合支存在。在冠状动脉阻塞时，冠状动脉分支间的壁内吻合起着重大的代偿作用。

2）心腔吻合：多见于右心室壁层。正常时，冠状动脉的血液约有60%流经毛细血管，然后汇集到冠状静脉，再经冠状窦注入右心房，其余40%的血量经上述途径直接进入各心腔。当冠状动脉阻塞时，心腔内血液可沿上述3个途径反流到心肌，在一定程度上营养心肌组织。

3）心外吻合：冠状动脉的心房支和心包的分支与胸廓内动脉的心包支及自主动脉发出的前纵隔支、心包支、支气管支、膈上下支、肋间支和食管支等都有广泛的吻合支，在冠状动脉分支阻塞时也能起一定“侧支循环”的代偿作用。

3. 适度运动，规律锻炼　随着年龄的增长，老年人骨骼、肌肉、消化、呼吸、心血管、中枢神经等功能逐渐衰退。老年人适量身体活动能使某些已经丧失的功能得到改善，康复身体，提高生活质量，健康而长寿。

三、与慢性病伴，和谐相处

以前，由细菌、病毒等生物因素引起的急性传染病，来去匆匆。如今，由生活因素促发的慢性病，我们应来则安之，与它相伴一生。

癌症是老年慢性病，与老年人不离不弃。通过基因工程抑止癌症发病的结果是：该来不来，不让生癌没有了“我”，“你”也别想好过。快速衰老生不如死，只能和谐共处。

慢性病可防、可治、可和，但不可除、不可愈、不可逆。

（1）应对慢性病智慧是，以不得病为上策，如得了病应和谐共处。慢性病难治愈，易防患，虽病程缠绵，但可避免。当今，人的生命健康和疾病发生的危险因素主要是自身的生活习惯。生活习惯健康，身体就健康。健康生活，养成良好的生活习惯是远离它，不得病的上策。

(2) 慢性病治愈太难，和谐相处简单。医学的终极目标，是减轻痛苦、延长寿命、改善生活质量，而非治愈疾病。坦然面对现实，与疾病和谐共存为明智之举。事实上，依靠现在的科学水平，糖尿病，心、脑血管病和癌症等慢性病都无法治愈。

坦然面对生命，不必追求治愈。以色列著名医学家路纳费尔德曾不无幽默地说过："生命是一种死亡率100%的性传播疾病"。既然，慢性病都无法治愈，就不必追求治愈。

(3) 不该在治愈慢性病时作徒劳努力。对慢性病的主要着力点应放在缓解症状、减少并发症，改善生活质量而避免过早死亡。

如果不惜一切代价治愈癌症，误认为这样可解除病痛，但其实却是雪上加霜，引起更多、更大、更深的痛苦。

(4) 惹上慢性病不必怕，生理功能比躯体病变重要，生活质量比治愈疾病可贵。只要能活得高质量、活得长久，身上带不带病又有何相干。例如，糖尿病、高血压、高脂血症患者，只要控制好血糖、血压和血脂，长期维持和健康人一样生活的身体功能，有病或无病，实在没太大区别。疾病治愈与否，对医学或许有价值，但对患者的意义并没有那么大。与病共存、带病共生，提高生存质量才是生活的真谛。

第二节　悦纳生死　热爱生活

一、珍惜生命,敬畏死亡

1. 学会面对死亡是每个人的必修课　上千年来的中国文化对“死亡”一词总是讳莫如深。像鸵鸟一样把头埋在沙子里,对死亡视而不见、避而不谈。我们应该理性地思考死亡和生命的真相。通过死亡教育,应该学会接受死亡的必然性,继而学会如何珍惜生命。生是偶然,死是必然,活得好是当然,活不好是果然。

也许,只有当国人都更好地接受了类似这样的生死观,姑息治疗才能被更多人接受,让更多人在疾病的道路上感到安宁。“死亡禁忌”是国人的世俗生死观。通常人们不愿提“死亡”两个字。电话、车牌、门牌号码带“4”都不好,不吉利。有些小区没4楼、14楼。

2. 未知死,何知生　了解死亡才能彰显生命的可贵。所有的生命都指向终点,我们每天都离终点更近一些。理性的死亡意识能带来积极的生命意识和人生态度。如果只从死亡的角度来看生命,则又显得虚无空寂,因此,必须认清生与死的完整意义,要在两者之间看出精神生活和希望。

我们的教育一直把重点放在人生的发展上,强调成功和成就,忽视对于生命和死亡的思考引导。于是,人们普遍不知珍惜生活和生命之美,尤其是“对于绝症者或临终者的照顾,几乎没有尽到应有的关怀。

孔子说："未知生，焉知死。"生与死是事物的两个不可分割的组成部分。也应该这样说：未知死，何知生。了解生可更了解死，了解死便可更了解生，生与死的意义才能更加完整。其实，想一想，逃避对死的思考，某种意义上是在逃避对生的思考。

庄子认为，人之生而自然，死也自然，把死亡看成是长久地休息。人之生死都是一种"天行"，应以自然态度去对待，与春、夏、秋、冬四季变化一样，已安息于天地之间，理应鼓盆而歌。

二、向死而生

人生无疑一步步在走向死亡，要面向死，筹划、选择自己的人生。"向死而生"类似于国人所说"置之死地而后生"。人都要面临终有一死，正因为真切地认识到死，要好好过日子而只有正视现实，坦然面对死，才能敬畏死亡，更珍惜生命。时时可死，事事为生，向死而生，尽最大努力不枉此生。

虽然人人终有一死，但并非所有人生都最本己的活过。人做的每个选择，一旦置于"如果马上就会死"的严酷当下，是否有价值就即刻变得清晰无比。一切虚饰都将烟消云散，只剩下自己必须立马要做、宁死也绝不后悔的事。人不到绝境，就不解自己生命究为何。对待死亡的态度应顺其自然，随遇而安。有限的生命应用来享受，不该用来焦虑。达观生命，享受当下。无法"舍身取义"，绝不"苟且偷生"，敬畏死亡，珍爱生活。有尊严、从容地走到人生的终点。

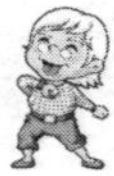

三、改变能改变的，接受不能改变的

生活中，有些事情是可以改变的，而有些事情则不能改变。对于能改变的事情，当感到不满意时，可以通过自身努力去改变，使之成为我们希望的样子；而对于不能改变的事，任凭怎样努力，也无济于事，这时，唯有欣然接受才是最好的生活态度。

一位哲人曾说："每个人都应该拥有 3 种智慧：第一，努力做好自己能够改变的事情；第二，接受自己不能改变的事情，不要为了自己不能改变的事情烦恼；第三，拥有辨别这两种事情的智慧。"

生活随时都可能发生意外，没有人能够预测未来。如果出现的都是美好的事情，当然会很高兴地接受。然而，很多事情都是不遂人愿的，有些事，通过努力也不能改变。这时，如果不能欣然接受，阴霾就会主宰我们的心境，生活也因此失去阳光。

四、悦纳生死，珍爱生活

死亡是谁也不能改变的自然规律，也没人能预测未来的死；而且生死密不可分，有生必有死，为生而死。显然，直面死亡，坦然接受进而愉悦地接纳，是生死智慧之举，也是医治"死亡创伤"的良药。

叔本华曾说："能够顺从，就是你在踏上人生旅途中最重要的面对不可改变的事实，就不要再有所顾虑。"正确面对现实并快乐接受，只要如此，才能更加坦然地面对生活。

作为哲学史上第一位医治"死亡创伤"的人，古希腊哲学家伊壁鸠鲁提出，要在死亡未到来时，好好地活；当死亡到来时，好好地死。

第三节　不仅活得好，更要死得安

中华民族追求长生不死，没有死亡心理准备。国人普遍重生命长寿，轻生活质量。

对医者，死亡是一本生命教科书。自学医至今60年，我亲历过无数患者的离去，对死亡也算有了粗浅的认识。给我留下深刻而难忘的记忆中，因重危病或者衰老的缓慢死亡是一个非常痛苦甚至悲惨的过程。特别是在医院的重症监护室，许多已无生还希望的患者，全身插着多根“救命”的管子，在一次次抢救的嘈杂声中，延续着无尽的痛苦和毫无价值的生命，直到无法忍受，最终去世。

如今看来，这是救死扶伤宗旨和中华儿女孝顺的异化，是医学走向市场化的弊病，也是科技发展的悲哀。

一、死亡质量是人生最后的生活质量

“死亡质量”指病患的最后生活质量。作为生命过程终端的死亡质量是生命质量重要部分。“经济学人”发布的“2015年度死亡质量指数”中指出：英国全球第一，中国内地71/80。

死亡质量指数有五大类别、共20个测量数量及质量的指标得分计算，五大类包括善终及医疗保健环境、人力资源、人们对服务的负担力、服务质量和社会参与。

当面对不可逆转、药石无效的绝症时，英国医师一般建议和采取缓和治疗。

缓和治疗是当一个人身患绝症，任何治疗都无法阻止这一过程时，便采取缓和疗法来减缓病痛症状，提升患者的心理和精神状态，让生命的最后一程走得完满、有尊严。

英国建立了不少缓和医疗机构或病房，当患者所罹患的疾病已经无法治愈时，缓和医疗的人性化照顾被视为理所当然的基本人权。

医师除了提供解除临终痛苦和不适症状的办法外，还会向患者家属提出多项建议和要求：①要多抽时间陪患者度过最后时刻。②要让患者说出希望在什么地方离世。③听患者谈人生，记录他们的音容笑貌。④协助患者弥补人生的种种遗憾。⑤帮他们回顾人生，肯定他们过去的成就……

我国的死亡质量低，治疗不足，又过度治疗，直到生命最后一刻仍在进行创伤性治疗。

二、活不好，死不安

1. 这样被活着，除了痛苦毫无意义　一个人失去意识后被送进急诊室后，通常情况下，家属会变得无所适从。当医师询问："是否采取抢救措施"时，家属们往往会立马说："是。"于是过度治疗的噩梦开始了。奄奄一息的人身上插满各种各样的管子后，被挂在维持生命的机器上……

2. 家人的爱成为自然死亡的最大阻力　身处两难的无奈时，亲人往往为体现孝心，愿花高额医疗费，但很难接受平安送终。亲人的爱成了枷锁，锁住患者的自由和尊严。

百善孝为先。“对父母好”就理解为延长寿命。延长亲人“活受罪”的寿命是一种“伪孝”，而死者的“尊严”很有可能被歪曲成旁人眼中的“体面”或是亲属的“面子”。

3. 终末阶段“被活着”的代价　生命支持系统延续患者生命的同时，也带来了痛苦。在不可能逆转的患者身上实施各种气管插管、胃管、尿管、各种引流管、约束带等没有意义。患者深受痛楚，失去尊严，家人也觉得心酸、失望。

三、签署生前预嘱死得尊严

1. 生前预嘱　在不可治愈的伤病末期，放弃抢救和不使用生命支持系统。让死亡既不提前，也不拖后，而是自然降临。当然，在这一阶段，应积极给予止痛、止吐、抑制分泌，甚至镇静药物治疗，同时还应注重口腔、皮肤护理等，让患者有尊严、无痛苦地离世。尊严死和安乐死的本质不同。安乐死是加速、帮助死亡；尊严死是正常、自然死亡。

2. 我的生前预嘱有5个愿望　人在健康或意识清楚时签署的，说明在不可治愈的伤病末期或临终时要或不要哪种医疗护理的指示文件。

（1）我要或不要什么医疗服务。

（2）我希望使用或不使用生命支持治疗。

（3）我希望别人这么对待我。

（4）我想让我的家人和朋友知道什么。

（5）我希望谁帮助我。

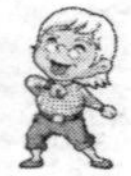

四、救不了命但不会让你痛苦地走

“如果生命到了尽头，不要这么痛苦地走”成了患者和家人最后的愿望。人活得长是一个结局，死得好也是结局。在肿瘤治疗无望之际，死亡的过程往往更为重要。

“无痛”是我国近200万癌痛患者及其家属的美好夙愿。“重治癌轻治痛”观念对患者和家属太残酷了。医学不是万能的。虽然治不好病，救不了命，但不会痛苦地走。这是治疗晚期癌痛患者的最低要求。

对于临终期癌痛患者，人文关怀的重要性更为凸显。即使肿瘤本身已经没有治疗价值，也不等于放弃患者的生存权利和解除痛苦的权利，反而应该给到更多的人文关怀和姑息治疗，让患者安详地走完人生最后历程。在癌痛治疗中，不仅要让患者的疼痛得到缓解，更应让他们得到身心上的安抚。

（一）舒缓医疗和姑息支持

1. 舒缓医疗　WHO发布的舒缓医疗原则：①重视生命并认为死亡是一种正常过程。②既不加速，也不延后死亡。③提供解除痛苦和不适症的办法。

这表明，不涉及积极致死行为又给病重和临终者带来最大限度舒适的救治原则，正在世界范围内成为潮流。

2. 姑息支持　从控制癌痛开始，癌痛三阶梯止痛原则和癌痛规范化治疗也是姑息治疗的重要部分。

（1）“镇痛”缓解身体的不适症状是关注重点。但同时应采取陪伴、心理治疗等措施。姑息治疗不等于临终关怀，“姑息治疗的开展应该以诊断出临床疾病为开端，后面1/3或1/4的内容才归为临终关怀”。

(2) 医师更是患者的“陪伴者”和“守护者”，直至走完生命最后一程。关注姑息疗法和癌痛治疗的“初心”，无非就是希望患者被癌症击中时，能疼痛少些、生活质量高些，日子过得舒适一些。因为，无论生命长短，活得好一些，有尊严地安排自己的生活，是每位临终患者的权利。

(二) 疼痛是疾病，应治且可治

癌痛是疼痛部位需要修复或调节的信息传到神经中枢后引起的感觉。晚期癌痛是造成癌晚期患者主要痛苦的原因之一。据WHO统计，全世界每年有1 000万新发癌症患者，600万人死于癌症，其中50%的患者有癌性疼痛症状，70%的晚期癌症患者以疼痛为主要症状。

1. 疼痛是一种疾病，癌痛更无须忍　很多患者认为疼痛不需要吃药，忍忍就好了。癌痛不是病，无须特别治疗。这也助长了医界重治癌，轻止痛的误区。其实，首先要治疗癌痛，疼痛得到控制了，才能把癌症治疗得更好。

WHO曾提出一个口号：“2000年要让癌症患者无痛”。遗憾的是，时至今日，这个目标仍未实现。全球医学界已达成共识，癌痛可直接导致患者的免疫功能降低，严重影响癌症治疗和患者的生存质量。控制疼痛已成为癌症治疗中的重要一环。

无论在癌痛诊疗界，还是患者心中，都需要树立一个理念——疼痛得到控制了，才能把癌症治疗得更好。

2. 吗啡不是毒品，是镇痛药品，更是止住癌痛的利剑　医师、患者及其家属都会害怕吗啡成瘾，这也是阻碍癌痛治疗的重要原因。曾有一个病例，胰腺癌晚期患者被癌症折磨得痛苦不堪。当医师建议使用吗啡止痛时，患者家属认为吗啡是毒品，用后会成瘾，于是婉转相拒。患者也斩钉截铁地表示，自己不想成瘾。最后，患者因为害怕成瘾，走得非常痛苦。

姑息治疗就体现了，让患者有尊严地活着，甚至有尊严地死去。疼痛控制是最容易帮助病人实现这个目标的。

3. 控制疼痛，治癌满盘皆活；反之，治癌可陷入死结　需要让大家知道：癌痛可以控制，必须控制，而且并不是肿瘤所无法避免的。没有疼痛地进行肿瘤治疗，可以帮助患者享受人生。

阿片类药物、吗啡类药物是全世界治疗癌痛的法宝，不是毒品。控制疼痛，癌症治疗满盘皆活。反过来讲，疼痛不能得到控制，癌症治疗可能陷入死结。医务人员对癌痛的治疗，要上升到提高肿瘤治疗品质、提升肿瘤治疗服务能力水平这一高度上来。

4. 癌痛规范化治疗　遵循 WHO 癌痛 3 阶梯治疗原则。

（1）药物治疗：需执行按时、按需、按阶梯给药，注意个体化及具体细节。

1）癌痛分级（10 级 3 度）：①1～4 级为轻度疼痛，患者虽有痛感但可忍受，能正常生活。②5～6 级为中度疼痛，患者疼痛明显，不能忍受，影响睡眠。③7～10 级为重度疼痛，疼痛剧烈，不能入睡，可伴有被动体位或自主神经功能紊乱表现。

2）癌痛 3 阶梯治疗方案。

第一个阶梯：轻度疼痛给予非阿片类（消炎镇痛药）加减辅助止痛药。可消除病变部位炎症，缓解疼痛。

第二个阶梯：中度疼痛给予弱阿片类（可待因、布桂嗪、曲马多、奇曼丁等）加减消炎镇痛药和辅助止痛药。

第三个阶梯：重度疼痛给予阿片类（吗啡片、美菲康、美施康定等）加减非类固醇消炎药和辅助止痛药。哌替啶因毒性大等原因未被推荐用于慢性疼痛。

国家药品监管局已取消癌症患者使用吗啡的极量限制。医务人员应改变旧观念，学习止痛用药知识是当务之急。在能够达到目的的情况下，需要避免成瘾。

（2）神经阻滞疗法：当采用“3 阶梯”止痛方案仍不能达到有效止痛时，可采用神经阻滞疗法。常用神经阻滞药物包括周围神经阻滞、交感神经阻滞、硬膜外腔阻滞、蛛网膜下隙阻滞、垂体阻滞和神经破坏术（顽固性晚期癌痛和其他多种治疗无效者等）。

呼吁医务人员和患者及其家属转变治疗理念，癌痛规范化治疗以提高生活质量，开展姑息治疗和临终关怀提高生存质量。帮助癌症患者正确认识癌痛，了解“疼痛是一种疾病”“痛无须忍”，主动接受规范化的诊疗，实现“无痛生活，尊严人生”。

第四节　临终关怀

一、临终关怀的照料护理

临终关怀是临床医师最不愿触及，但又躲不开的话题。患者在将要逝世前的几个星期甚至几个月的时间内，减轻其疾病的症状、延缓疾病发展的医疗护理。

（1）对症治疗，减轻痛苦。以患者无痛苦为目的，基本不控制止痛剂的使用。在临终前有舒适状态，不至于走时过多受到病痛折磨。

（2）心理安慰，精神支持。精神上的痛苦是最煎熬的，对死亡的恐惧会增加心理压力。要对患者进行心理疏导，适应并接受死亡是生命正常发展过程的事实，安然、祥和地告别人世。

一般说来，即将离世的人所需要的护理包括4个方面：身体上的舒适、心理和情绪安慰、精神需求及实际事务。在护理即将辞世的人时，应当把关注点放在缓解疼痛上，而不必担心长期使用药物可能会带来的药物依赖或者药物滥用问题上。尽量保证止疼药可以压住疼痛感。与剧痛作斗争可能会让人精疲力竭，有效处理疼痛可以为临终者提供急需的舒适和安慰。

二、临终表现观察及其护理

（一）造成临终身体不舒服的原因

1. 呼吸问题　感觉呼吸困难。在濒临死亡时，呼气可能会有杂音，称作临终喉鸣，是由喉部肌肉松弛致液体积聚造成的。

呼吸困难时，可试着垫高头部，侧卧位；打开窗户，雾化加湿器，使室内空气循环；鼻孔吸氧。

2. 皮肤刺激　随着衰老，患者会出现皮肤干燥和脆弱。如嘴唇和眼睛等面部干燥；在脚后跟、臀部、下背部及头后部的压疮。

进行皮肤护理很重要。可轻轻在皮肤上抹不含酒精的乳液以起安慰作用。嘴唇可抹干燥润唇膏；闭上眼睛放一块湿布也可缓解眼睛干燥；口腔内可用湿布、棉球擦拭。

出现皮肤压疮时，可翻身，在脚后跟或手肘下面放泡沫垫子，保持皮肤清洁湿润始终很重要。

3. 消化问题　出现恶心、呕吐、便秘及丧失食欲症状。相应的治疗方法很多。有一些药物可控制恶心、呕吐或者缓解便秘。不要强迫患者吃东西。不吃食物或者不喝水通常没有什么痛苦，而吃东西可能增加不适感。丧失食欲是濒死的普遍而正常表现。

4. 对温度敏感　患者可能无法告知热或冷感受，护理人员应注意观察，如患者把毯子弄掉、把被子往上拉等。

5. 疲惫　患者普遍会感觉没力气。此时，患者可使用床边的便器，不去卫生间；洗澡改在床上擦身；减少不必要的医疗检查和治疗。

(二) 心理和情绪上的悲痛

临终关怀帮助患者处理心理和情绪安慰。感到压抑或者焦

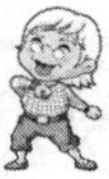

虑时，鼓励性的谈话可能有帮助。若压抑或者焦虑情绪严重，可服药缓解症状。

患者来日无多，会对未知世界充满恐惧和对在世家人的担忧。简单的肢体接触——握着手、碰触或者轻轻地按摩就能让患者觉得自己和爱的人联系在一起。这能够起到很好的抚慰作用。记得双手摩擦或者在热水中泡一下，让自己的手先暖和起来。

同时，试着让患者保持在自己最舒服的情绪。他平时最喜欢什么？比如说，喜欢聚会，所以很自然的，他希望在自己最后的这段日子身边围满家人和朋友。

另外，当生命临近终点时，音乐疗法可能会改善患者的情绪，有助于放松心情及减轻痛苦。

（三）精神需求与对身体的关注同样迫切

找到自己生命的意义，结束和别人的纷争。解开心结可帮助临终者找到平和。患者可与身边人分享快乐时光的记忆，令心境平和，感到舒服。

（四）心灵关怀

针对癌症等临终患者提供心理疏导和心灵抚慰。心灵关怀并非让患者延长多少生命，而是帮他们走过生命中最灰暗的时光。临床心灵关怀是针对患者患病过程中出现的各种负面情绪，提供专业的、整体的情感与精神帮助等。

三、临床心灵关怀

（一）心灵关怀

心灵关怀被WHO颁布的《临终患者照顾指南》认定为对临终患者进行临终关怀的重要环节。

（1）心灵关怀源于慈善、美于内心、非药疗愈。服务范围涵盖医学人文、肿瘤心理、非医疗支持性服务等。宗旨为“以人为本”“生命关爱”。工作内容是对心灵、心理的关怀、支持与帮助。目标是敬畏和尊重生命，实现身心灵健康自我成长；实现生命中积极资源的放大，给予来访者希望。

（2）塑造健全的人格，是心灵关怀的意义。很多时候晚期癌症患者，面对死亡时总会感到遗憾、无助和痛苦。此时，临床心灵关怀是一剂良药。心灵关怀就是素质教育。患者最终应该拥有人格健全的素质。

（3）心灵关怀分很多步骤，第一次仅仅是了解情况、制订方案，第二次和第三次才会介入辅导。倾听就是一种心灵关怀，甚至是最有效的方式。患者提出的自认为特别重要的问题，医务人员从诊疗角度觉得很轻，回答得简单，患者马上就会觉得不尊重他。

（4）心灵关怀是培训，同时也是自我成长训练。心灵关怀就像素质教育。越来越多的癌症患者在心灵关怀师的辅导下，与医务人员一起共同抗击癌症，重拾生活的勇气和信心，不断提高生存质量。而部分临终患者，也在理解和倾听下，有尊严地平静度过人生最后的旅程。

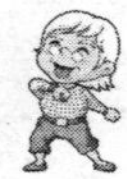

(二) 临床心灵关怀服务

当患者悲痛、临终时,为他们提供专业的、整体的情感与精神的支持与帮助,称为临床心灵关怀服务。

1. 临床心灵关怀的原则

(1) 真诚与尊重:积极地倾听与自我表达,支持、鼓励来访者,做到与来访者真正意义上的尊重和平等。

(2) 帮助与温暖:用双手传递一份温暖,陪伴来访者,分担他生命中难以承受之痛,伴行他生命中的困顿旅途。

(3) 舍弃与包容:无条件接受来访者,舍弃自己的个人观念,包容不同的文化背景、价值观和道德观。

(4) 信任与接纳:使来访者感受到被接纳,对你产生信任,坦露内心的真实感受。

2. 心灵关怀的方法与技巧

(1) 基本的方式与技巧为:关注、倾听、理解、同理、分享。心灵关怀要学会倾听,引导倾诉,进行心理疏导和心灵抚慰等。

(2) 心灵关怀师工作的内容包括:临终关怀、危机辅导、哀伤辅导、家庭及社会关系辅导、异常心理辅导和医患沟通技巧等。

图书在版编目(CIP)数据

自然生命　健康养生——老年生存教育读本/朱明德编著.—上海：
复旦大学出版社,2017.12
(老年生命教育系列)
ISBN 978-7-309-13397-4

Ⅰ.自…　Ⅱ.朱…　Ⅲ.老年人-养生(中医)　Ⅳ.R161.7

中国版本图书馆 CIP 数据核字(2017)第 287964 号

自然生命　健康养生——老年生存教育读本
朱明德　编著
责任编辑/王　瀛

复旦大学出版社有限公司出版发行
上海市国权路 579 号　邮编：200433
网址：fupnet@fudanpress.com　http://www.fudanpress.com
门市零售：86-21-65642857　团体订购：86-21-65118853
外埠邮购：86-21-65109143　出版部电话：86-21-65642845
上海浦东北联印刷厂

开本 890×1240　1/32　印张 3.5　字数 69 千
2017 年 12 月第 1 版第 1 次印刷

ISBN 978-7-309-13397-4/R·1660
定价：25.00 元